COMPORTEMENTS ET SANTE

QUESTIONS POUR LA PREVENTION

Pierre Aïach
Norbert Bon
Jean-Pierre Deschamps

COMPORTEMENTS ET SANTE

QUESTIONS POUR LA PREVENTION

PRESSES UNIVERSITAIRES DE NANCY

COLLECTION « SCIENCES ET MÉDECINE »

BENICHOUX (R.). — *Quand les chirurgiens étaient rois, la vie de Clarence Crafoord.*

DIVRY (M.), WESTPHAL (A.). — *Le comportement manducateur. Quand l'odontologie tente une approche globale du patient.*

GALTEAU (M.M.), SIEST (G.). — *Progrès récents en électrophorèse bidimensionnelle.*

PERRIN (C.). — *L'homme et ses espaces. Plasticité et limites de l'équilibration.*

THOMAS-BAUZON (D.). — *Fixation d'azote et cellulolyse.*

VILLERMAUX (J.). — *Impact de la physico-chimie sur l'étude, la conception, et l'optimisation des procédés en milieu poreux naturel.*

Dessin de couverture : PIEM.
Dessins des pages 17, 103, 169 et 237 : H. Joris.

Comportements et santé : questions pour la prévention / Pierre Aïach, Norbert Bon, Jean-Pierre Deschamps. — Nancy : Presses universitaires de Nancy, 1992. — 247 p. : ill., couv. ill., 24 cm. — (Coll. « Sciences et médecine »).

I.S.B.N. 2-86480-577-4

LES AUTEURS

Aïach Pierre - Sociologue, directeur de recherche - INSERM U. 158 - Villejuif

Bansard Jean-Yves - Assistant ingénieur INSERM - Département de santé publique - Faculté de Médecine - Rennes

Bon Monique - Psychologue, psychanalyste - Centre Médico-Psycho-Pédagogique - Nancy

Bon Norbert - Psychologue, psychanalyste, chercheur au Centre de Médecine préventive - Vandoeuvre lès Nancy

Bouchayer Françoise - Sociologue - MIRE (Mission Interministérielle Recherche Expérimentation) - Ministère des Affaires sociales et de l'Intégration, Ministère du Travail, de l'Emploi et de la Formation professionnelle - Paris

Broclain Dominique - Médecin, chercheur en sciences sociales de la santé - Association ERASME - Paris

Brouat Jean-Pierre - Sociologue, directeur adjoint de l'Institut régional du Travail social - Montpellier

Castelain Jean-Pierre - Anthropologue au Centre hospitalier du Havre, membre associé du Centre d'Ethnologie française - Le Havre

Cèbe Dominique - Sociologue, ingénieur de recherche - INSERM U. 158 - Villejuif

Chaperon Jacques - Professeur de santé publique - Faculté de Médecine - Rennes

Chwalow Judith - Chargée de recherche - INSERM U. 21 - Villejuif

Couet Denis - Psychologue - Ecole nationale de la Santé publique - Rennes

Coutant Daniel - Médecin généraliste - Saint Nazaire

Danzon Marc - Médecin, Délégué général du Comité français d'Education pour la Santé - Paris

Deschamps Jean-Pierre - Professeur de santé publique, directeur du Centre de Médecine préventive de Vandoeuvre lès Nancy, Président du Conseil d'Administration du Comité français d'Education pour la Santé

Desclaux Alice - Médecin de santé publique - AMADES - Toulouse

Dozon Jean-Pierre - Anthropologue, directeur de recherche à l'ORSTOM - Paris

Dressen Christiane - Sociologue, chef du service Etudes - Comité français d'Education pour la Santé - Paris

Duchène Yves - Médecin - Registre du Cancer du Tarn - Albi

Elgrably Fabienne - Médecin hospitalier - Hôtel Dieu - Paris

Fainzang Sylvie - Anthropologue, chargée de recherche à l'INSERM - CERMES - U. 304 - Paris

Faure Olivier - Professeur d'histoire contemporaine - Université Blaise Pascal - Clermont-Ferrand II

Gibert Jean-Marc - Médecin généraliste - Saint Symphorien d'Ozon

Grosclaude Pascale - Médecin épidémiologiste - Registre du Cancer du Tarn - Albi

Gueguen René - Statisticien, chercheur - Centre de Médecine Préventive - Vandoeuvre lès Nancy

d'Houtaud Alphonse - Sociologue, directeur de recherche - INSERM U. 115 - Vandoeuvre lès Nancy

Kerbaol Michel - Ingénieur de recherche INSERM - Département de santé publique - Rennes

Maurel-Arrighi Elisabeth - Médecin généraliste - *Pratiques*, revue du syndicat de la médecine générale - Paris

Mizrahi Andrée - Directeur de recherche au CREDES - Paris

Mizrahi Arié - Directeur de recherche au CNRS - CREDES - Paris

Moatti Jean-Paul - Chercheur INSERM - Unité de recherche en économie de la santé - Le Kremlin Bicêtre

Muller Patrice - Médecin généraliste - Syndicat de la Médecine générale - Malakoff

Paicheler Geneviève - Psychosociologue, chargée de recherche au CNRS - CERMES - Paris

Pinell Patrice - Sociologue, directeur de recherche - INSERM U. 158 - Paris

Quelier Christine - Département de santé publique - Faculté de Médecine - Rennes

Raynaud Claude - Anthropologue, directeur de recherche - Université de Bordeaux 2 - Bordeaux

Reuter Wolfgang - Docteur en médecine - Département de sociologie médicale - Justus-Liebig-Universität - Giessen RFA

Roumagnac Martine - Médecin - Registre du Cancer du Tarn - Albi

SOMMAIRE

AVANT-PROPOS

Norbert BON, Pierre AIACH, Jean-Pierre DESCHAMPS

Une part importante de la prévention s'appuie aujourd'hui sur une tentative de modifier des comportements, individuels ou collectifs, réputés nuisibles à la santé : mal manger, mal boire, mal dormir, mal aimer... se trouvent ainsi la cible fréquente des campagnes de prévention.

Cette approche, communément admise, ne va pourtant pas de soi : a été invité à la discuter un panel de chercheurs et praticiens de la santé (médecins, biologistes, épidémiologistes, économistes, sociologues, psychologues, psychanalystes, historiens, anthropologues) qui ont tenté de clarifier, à partir d'apports des différentes sciences biomédicales et humaines, le champ complexe et difficile des rapports entre comportements et santé pour en dégager des questions pour la prévention et des orientations pour la recherche.

On a, dans cet ouvrage, rassemblé et mis en perspective ces travaux en les articulant autour des trois grands axes suivants :

. La prévention repose sur *des fondements anthropologiques universels* : le malheur, la maladie, la mort semblent être partout l'objet d'une anticipation. L'anthropologie permet de faire apparaître comment, dans les différentes cultures, ils sont prévus, maîtrisés, conjurés (coutumes, rituels, prescription) mais aussi éventuellement niés, refoulés ou recherchés par les individus (pulsion de mort, comportement de prise de risque, conduites d'échec, auto-agression...). La prévention a dans ces sociétés, dites traditionnelles, le rapport le plus étroit avec la religion qui ordonne méticuleusement les cultes et dicte précisément les règles du sacrifice ou de la consultation des oracles. De ce rapport il reste, entre autres, dans notre vocabulaire courant la parenté sémantique entre le salut religieux et la santé profane. Il ne s'agit pas là de tenter de comprendre un système de représentation en le coupant des rapports sociaux où il opère, mais d'amener à nous interroger, grâce à ce décentrement, sur la prévention dans nos sociétés occidentales où elle est censée ne plus s'articuler autour de la religion mais de la science : quels sont les comportements, individuels ou collectifs, intentionnels ou non, que l'on peut y observer, de manière générale ou dans des domaines spécifiques comme celui de l'alcool, du tabac, de certains comportements à risque, du dépistage des cancers, de la surveillance du diabète ou de la grossesse ? Où se situent aujourd'hui les lieux de la prévention : dans le cabinet du généraliste ? du pédiatre ? dans les centres d'examens de santé ? Et qui les fréquente ? A en croire différentes études, il n'y pas "d'Homo Preventus" mais des attitudes préventives relativement indépendantes dans les différents domaines. Les facteurs de différenciation sociale de ces comportements doivent bien entendu être pris en compte : représentations sociales, connaissances, classes sociales, niveau d'instruction... la possibilité de changement individuel semblant requérir un point d'appui dans l'histoire, l'expérience, la trajectoire, le désir personnels.

. La prévention moderne a *une histoire et des principes*. L'examen de la politique de santé permet de la faire remonter à la fin du XVIIIè siècle avec l'hygiénisme qui vient suppléer les carences de la médecine thérapeutique, en fustigeant, au prix d'une culpabilisation mais non sans efficacité, les conditions et les manières de vie des milieux populaires. Avec le pasteurisme, la rationalité scientifique vient prévaloir, occultant souvent les principes moraux, philosophiques, sociaux sur lesquels se fonde l'action préventive. La prévention pour quoi faire ? Au nom de quoi veut-on modifier les comportements, avec les limites et les abus ou détournements possibles, liés aux enjeux économiques et au contrôle social ? Si l'on veut pallier au glissement, toujours prompt à s'instaurer, des normes scientifiques aux normes morales et sociales, il convient de mettre en question les savoirs sur lesquels se fonde la prévention. Quelle que soit leur puissance d'analyse ou de prédiction, les modèles, biologiques et épidémiologiques, qui concourent à la définition des "facteurs de risque" ne sont pas sans faiblesse, d'essence ou d'application : assimilation abusive de la fréquence à la normalité, de la corrélation à la causalité, de la probabilité à la certitude, méconnaissance ou réduction de la multiplicité des facteurs en jeu... L'efficacité et l'utilité enfin de ces savoirs dans leur application à des projets précis visant à agir sur des comportements dits "à risque" doivent être analysées, faisant apparaître la difficulté et la complexité de l'évaluation de ces actions, qui ne saurait d'ailleurs se réduire à un calcul de rentabilité économique, comme pourraient le souhaiter les organismes de protection sociale.

La science, à elle seule, ne peut pas davantage rendre raison des effets de l'action préventive qu'elle ne peut en dicter l'orientation : il y faut, implicites ou explicites, des choix et des repères éthiques et politiques.

. Quels sont alors *les moyens et les limites de la prévention* ?

L'examen des grandes campagnes de prévention collective en France et à l'étranger amène à les questionner et à les resituer comme un élément d'une stratégie préventive, parmi d'autres, dont l'un souvent omis et peu reconnu institutionnellement, prend place dans le quotidien du cabinet du médecin généraliste. Collectivement ou individuellement, est-il possible, légitime, utile de faire évoluer des comportements ?

Et si oui, quels sont les outils et concepts dont dispose la prévention pour ce faire ?

Selon les contextes, selon les places et les références des différents acteurs et intervenants, selon que l'on estime agir sur les connaissances, les représentations, les comportements, les conduites, le psychisme, différents modèles sont proposés, pour la plupart issus de la psychologie et de la psychosociologie : approche comportementale, psychodynamique, contractuelle, communautaire... Leur confrontation met en évidence la complexité du projet : changer de comportement pour un individu n'est peut-être pas une démarche aussi individuelle qu'il y paraît, quelles que soient les voies qu'elle emprunte : long travail intra-psychique personnel qui permettra au sujet de modifier ses relations et sa manière de vivre, ou intervention de "proximité" sur les réseaux sociaux dont il fait partie, ou encore modification médiatique de la culture où il baigne, voire transformation réglementaire de son environnement, dont -pourquoi pas ?- il peut être lui-même l'instigateur au sein de mouvements d'usagers ou de consommateurs...

Limites, on le voit, complexes et sinueuses, mais dont seules l'analyse et la prise en compte doivent permettre de dégager des approches où l'éthique l'emporterait sur l'idéologie.

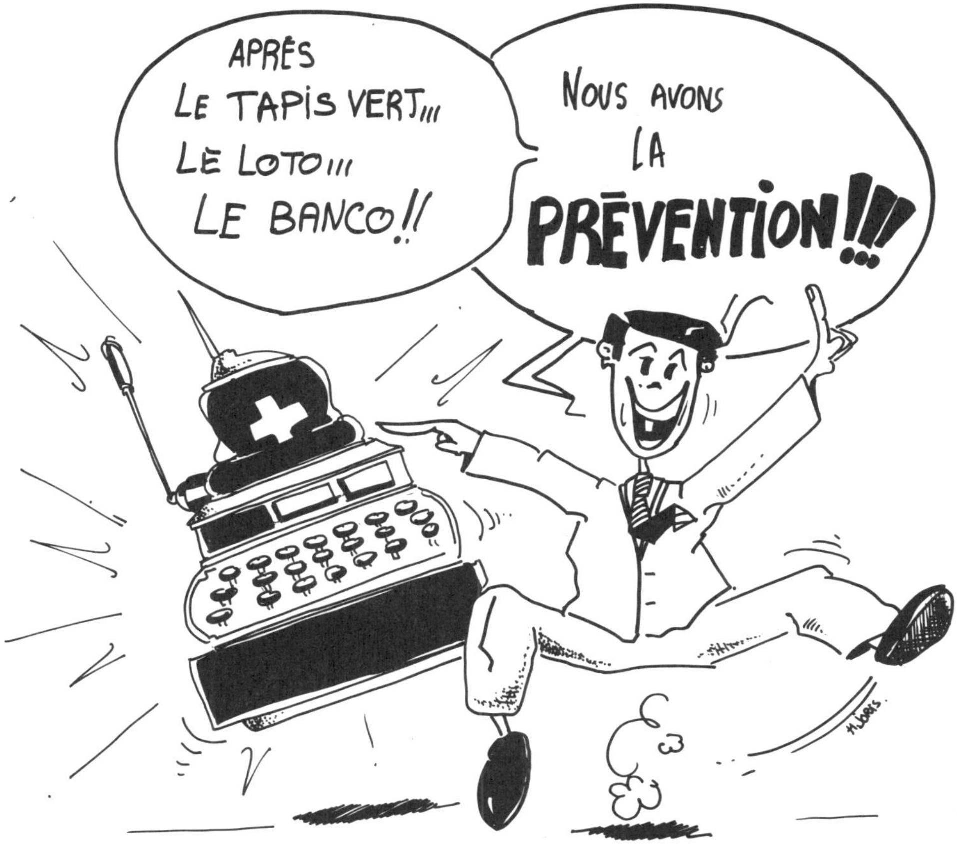
APRÈS LE TAPIS VERT... LE LOTO... LE BANCO!!
NOUS AVONS LA PRÉVENTION!!!

Partie 1

PREVENTION : DES FONDEMENTS ANTHROPOLOGIQUES AUX COMPORTEMENTS OBSERVES

REFLEXIONS ANTHROPOLOGIQUES SUR LA NOTION DE PREVENTION

Sylvie FAINZANG

Si l'on considère les différents enjeux sous-jacents à une réflexion sur la notion de prévention conduite conjointement par des professionnels de la santé et des chercheurs en sciences sociales, on est forcé d'admettre que les objectifs des uns et des autres ne sont pas identiques. Les premiers, soucieux de promouvoir une éducation pour la santé et par conséquent d'améliorer l'état sanitaire des populations, visent à intervenir sur la réalité, tandis que les seconds (sociologues, historiens, anthropologues) se fixent généralement pour tâche d'observer et d'analyser le réel, sans essayer d'agir sur lui. Il n'est pas sûr, pourtant, que de la rencontre entre ces diverses approches (celle des chercheurs en sciences sociales et celle des professionnels de la santé), ne puisse naître un dialogue, aussi fécond que nécessaire. Mais pour que les conditions de ce dialogue puissent être réalisées, il faut au préalable s'accorder à reconnaître la divergence de points de vue, au sens strict du terme, à savoir que le lieu d'où l'on parle (selon que l'on est par exemple médecin ou anthropologue) est susceptible de conférer un contenu différent aux choses et aux mots employés pour les désigner.

En vérité, l'idée même de prévention, conçue par les éducateurs pour la santé, comme un ensemble de procédures destinées à empêcher l'apparition de la maladie chez l'individu, ou, formulé plus positivement, à promouvoir sa santé, est une catégorie que ne peut manier l'anthropologue qu'en fonction du contenu que lui confèrent les différents groupes qu'il est amené à étudier.

L'objet de mon propos est donc :

a. d'une part de montrer que la notion de prévention est une construction culturelle, et que les comportements dits "de prévention" ne peuvent être étudiés et compris qu'au regard de l'ensemble des représentations de la maladie, du corps, du malheur, et du monde auxquelles adhèrent les individus;

b. d'autre part que la prévention, telle qu'elle est pensée et pratiquée dans telle ou telle société, renvoie à la manière dont est pensée la responsabilité de l'individu dans l'apparition de la maladie et à la manière dont il gère ses rapports à l'Autre.

En partant de quelques exemples de situations dans lesquelles la notion de prévention recouvre des réalités différentes, j'examinerai ce que ces divers systèmes symboliques, appartenant à des contextes culturels distincts, retiennent de l'idée de prévention pour tenter de dégager la (ou les) logiques(s) auxquelles obéit la construction de cette catégorie culturelle, construction qui prend pour matière première la notion de responsabilité et de rapport à soi et à l'autre.

I. LA PREVENTION, UNE CONSTRUCTION CULTURELLE

L'étude des différentes sociétés offertes au regard de l'anthropologue révèle que la notion de prévention est non seulement inséparable des notions de santé et de maladie développées par les sociétés concernées, mais qu'elle est également indissociable de l'ensemble des conduites tant individuelles que collectives. La volonté de conserver la santé et de se prémunir contre la maladie et/ou plus généralement contre le malheur (dont la maladie n'est qu'un avatar) est ce qui organise, voire ce qui structure ainsi un grand nombre de pratiques, qu'elles relèvent directement du domaine religieux (telles que sacrifices, prières, etc.) ou qu'elles soient motivées par l'adhésion des sujets à des systèmes symboliques profanes.

Dans de nombreuses sociétés africaines, on peut ainsi entendre par comportement de prévention toute volonté d'agir conformément à la Loi sociale, dans la mesure où la maladie peut être conçue comme une sanction infligée par une puissance surnaturelle, la résultante d'un manquement à ses devoirs ou d'une transgression d'interdit (accomplie par le sujet malade ou par un individu socialement responsable de lui) [4]. Recourir à l'institution divinatoire pour savoir si "tout va bien" chez soi et si la maladie ne risque pas de "venir dans la famille", c'est adopter un comportement de prévention. Le devin, qui est aussi le diagnosticien de la maladie, se livre à une sorte de bilan de santé social (examinant l'état des relations du sujet avec les membres de son entourage, ou vérifiant qu'il a respecté ses obligations sociales). La consultation, au terme de laquelle le devin prescrit au sujet les conduites sociales à observer (ou les actes réparateurs à accomplir), vise donc à prévenir l'apparition ou l'aggravation de la maladie [9].

Ces représentations, qui font de la maladie la sanction d'un comportement social, se retrouvent parmi les populations immigrées originaires d'Afrique noire (islamisées ou non) en France. C'est ainsi que les femmes immigrées vivant en ménage polygamique, et adhérant à la croyance, largement partagée par les populations soninke et toucouleur du Sénégal, selon laquelle une femme qui désobéit à son mari compromet la santé et l'avenir de ses enfants, sera conduite à se soumettre à la volonté de son mari (par exemple à l'obligation d'assurer son service sexuel). Si cette croyance fait du comportement social de soumission une obligation sociale, le respect de cette obligation est conçue par les femmes comme une conduite préventive.

Dans ces deux exemples, la volonté de se prémunir (ou de prémunir un proche) contre la maladie conduit à l'adoption de comportements sociaux spécifiques contribuant au respect des normes sociales. Dans ces deux cas, la représentation de la maladie, inextricablement liée à celle de malheur, met en avant la notion de responsabilité. L'idée est que la maladie est une chose dans laquelle les sujets ont une part de responsabilité et que leurs conduites peut contribuer à prévenir, même si ces conduites ne sont pas orientées vers l'entretien du corps.

D'autres pratiques, en revanche, vouées à assurer une "protection" de santé, n'engagent pas nécessairement la responsabilité de l'individu malade, et peuvent faire intervenir le corps du sujet à protéger. Un exemple en est fourni par les pratiques dites de "maraboutage", observées dans les populations africaines et qui sont destinées à neutraliser l'action persécutive d'un tiers (ainsi, pour s'assurer qu'elle mènera sa grossesse à terme, une femme africaine peut recourir au maraboutage en vue de se protéger contre les manoeuvres persécutives qu'elle impute à sa co-épouse en raison des rivalités inhérentes à l'institution polygamique) [3].

Un autre exemple est celui d'une pratique observée chez les Tsiganes qui consiste à déposer sur la tombe d'une guérisseuse défunte (spécialisée, de son vivant, dans le traitement des maladies infantiles), un objet appartenant à un enfant (une barrette à cheveux, un ruban, des lacets de chaussures, une médaille, etc.), destiné à recevoir par contact, ou précisément par contiguïté avec la tombe de la défunte, la protection de celle-ci, afin de prémunir contre la maladie l'enfant à qui l'objet sera restitué.

A cet égard, l'anthropologue ne peut lire qu'avec une grande stupéfaction sous la plume de certains médecins que la prévention est une chose que les Tsiganes ignorent et notamment que la prévention de la maladie n'entre pas dans le cadre de leurs préoccupations, parce qu'ils sont insouciants de l'avenir et habitués à vivre au jour le jour. Si la prévention est une attitude prospective par quoi les individus cherchent à se prémunir contre la maladie, on doit bien admettre que certaines conduites, non recensées comme des pratiques de type médical par la bio-médecine mais néanmoins attestées par l'observation ethnographique, puissent être considérées par les intéressés comme relevant d'une logique de prévention. En l'occurrence, l'exemple donné plus haut infirme totalement les allégations de nombreux médecins concernant l'absence de la notion de prévention chez les Tsiganes et leur incapacité à penser le lendemain. Car c'est bien dans le souci de protéger la santé *à venir* de l'enfant que cette pratique est perpétrée.

Un sens identique doit être attribué aux divers rites de protection élaborés par les différentes sociétés. Ces pratiques, pour irrationnelles et magiques qu'elles puissent être, n'en sont pas moins assimilables, en matière de logique symbolique, à des mesures prophylactiques.

De la même façon, de nombreuses autres pratiques, immédiatement religieuses, telles que les sacrifices, les pèlerinages ou encore la rédaction d'intentions de prières dans des sanctuaires chrétiens, peuvent être entendues comme des comportements de prévention [8, 1].

Enfin, on observe des types de comportements, étrangers au domaine du religieux, et visant à protéger la santé par l'évitement de ce qui est considéré comme l'agent pathogène. La volonté d'observer un comportement de prévention peut alors conduire à adopter des comportements sociaux qui, s'ils ne sont pas justifiés sur le plan médical, sont motivés, ici encore, par l'adhésion du sujet à un système de représentations et de valeurs spécifiques.

Un bon exemple est celui de la conduite d'abstinence, prônée et observée par les militants anciens alcooliques et leurs conjoints, et qui les amène fréquemment à se couper de toutes relations sociales jugées à risque, s'interdisant notamment de fréquenter tout individu chez qui ils sont susceptibles de voir une bouteille d'alcool, par crainte de la tentation et de la rechute. Cette tendance à se couper de toute vie sociale amicale et familiale (à l'exception de celle qu'assure le groupe dans lequel ils militent), et qui est un comportement adopté en vue de se prémunir contre le retour de l'alcoolisation et de la "maladie alcoolique", est conçue comme une pratique préventive, la prévention s'identifiant ici à l'évitement de l'agent pathogène ou de l'objet, vecteur de la maladie : l'alcool. Ces comportements peuvent d'ailleurs avoir des effets pervers : ils ne sont pas sans créer parfois de nouveaux troubles en aggravant l'état de dépression (renforcée par l'isolement, la solitude) dans lequel ils se trouvent.

Un grand nombre de pratiques sociales et culturelles sont donc identifiables à des conduites de prévention, dès lors qu'on envisage la notion de prévention comme une construction culturelle, au même titre que celles de santé et de maladie. Comme on le voit, la prévention n'est pas une notion moderne et qui serait propre aux sociétés occidentales. La prévention organise de manière fondamentale la plupart des systèmes de conduites culturelles. Dans ces conditions, s'interroger sur les comportement des individus en matière de prévention, c'est s'interroger sur leurs représentations de ce que n'importe laquelle de leurs conduites peut avoir de bénéfique pour la protection de leur santé ou sur ce qui peut la menacer, même si ces conduites ne laissent pas une place identique à la notion de responsabilité et n'engagent pas le corps à des titres semblables.

II. PREVENTION, RESPONSABILISATION ET RAPPORT A L'AUTRE

A partir de ces quelques exemples, le point que je voudrais développer ici concerne la manière dont la catégorie prévention se construit en relation avec la notion de responsabilité, suivant des modèles qui mettent tour à tour en scène l'individu face à son mal, et l'individu face aux autres. Il y a lieu en effet de distinguer, deux paradigmes, partiellement exclusifs, et partiellement complémentaires, en fonction desquels le comportement de prévention est conçu, forgé et adopté par les individus, et qui renvoient à différents modèles d'interprétation de la maladie.

1) Premier modèle : le responsable est Soi

La maladie est le résultat d'une conduite dans laquelle la responsabilité personnelle de l'individu est impliquée. Ici, la prévention consiste à modifier son comportement personnel, la maladie apparaissant à celui qui n'a pas modifié son comportement comme une sanction (de sa négligence, de sa marginalité, etc. / par exemple:

trop fumer, manger trop gras, avoir une sexualité dite "à risques", mais aussi transgresser un interdit, faillir à ses obligations sociales ou familiales, etc).

2) Deuxième modèle : le responsable est l'Autre

La maladie est le résultat d'une contamination, d'une transmission ou d'une persécution. Une distinction essentielle à introduire est que, dans le modèle persécutif, l'apparition de la maladie résulte de la volonté qu'a l'Autre de faire le mal, alors que cette intention n'est pas nécessairement présente dans le modèle de la contamination, bien qu'il puisse avoir conscience de transmettre le mal (à cet égard, les victimes d'une transmission du virus du sida ne sont pas loin de considérer qu'elles sont victimes, sinon d'une persécution, au moins d'un acte criminel, dont l'individu responsable devrait être passible d'une traduction en justice).

Dans le premier modèle, la conduite de prévention s'identifie à une attention portée à sa conduite personnelle (ou à celle des individus dont on a la responsabilité sociale). Si la maladie vient de soi, il suffit de veiller au bien-fondé de son comportement ou du comportement des siens pour l'éviter. L'hygiène de vie est assimilable, de ce point de vue, aux normes comportementales ou à la soumission au contrôle social. Dans ce modèle, le corps est touché par la maladie, en raison d'un manquement au respect d'un code, celui de l'obéissance aux prescriptions sociales, sanctionné par le devin, ou celui de l'injonction de modération diffusée par les pouvoirs publics et les professionnels de la santé.

Dans le second modèle, la conduite de prévention équivaut à une protection contre la conduite de l'autre. La maladie vient de l'autre, il faut donc l'éloigner ou l'éviter, ou neutraliser le mal qu'il peut faire (que ce soit par le recours aux marabouts, par la limitation ou la surveillance de ses partenaires sexuels, le refus de relations amicales avec des consommateurs d'alcool, etc.); lorsqu'apparaît la maladie, le corps est touché par la proximité de l'autre, porteur ou producteur du mal.

Il est remarquable que c'est essentiellement par ces deux modes de penser la prévention que se traduisent les autres modèles d'interprétation de la maladie. Il en va ainsi du modèle suivant lequel la responsabilité de la maladie incombe à la société (ou à ses différents avatars : le système économique, social, politique, les conditions écologiques, etc.). Par contraste avec le second modèle (où le responsable est l'Autre, sans doute le plus traditionnel de tous et en tous cas observable dans la plupart des sociétés), ce troisième modèle semble être spécifique aux sociétés occidentales [5]. Si la prévention s'identifie ici à la production d'un discours et de pratiques visant à contrôler, modifier ou supprimer les situations pathogènes engendrées par le développement de la société, on remarque que, par delà le militantisme de ses adeptes pour faire reconnaître cette responsabilité et lutter contre les conditions pathogènes qu'ils dénoncent, les comportements de prévention consistent, pour l'individu, à se surveiller (qu'il s'agisse de résister aux nombreuses incitations à boire de l'alcool que fait "la société" à travers la publicité, de refuser l'alimentation pervertie par les colorants, de se tenir à distance des lieux jugés malsains, etc.), en vue de ne pas frayer avec le mal. La conduite de prévention est donc ici rabattue sur la responsabilité individuelle.

Il en va de même avec le modèle des "maladies naturelles", où nulle responsabilité n'est invoquée pour expliquer leur apparition et dont l'origine ou le vecteur n'est pas maîtrisable par un mode de vie déterminé, mais dont le développement est néanmoins mis sur le compte de la responsabilité individuelle; qu'il s'agisse de la négligence des femmes à se palper afin de détecter précocement une tumeur ou de la négligence des personnes âgées à se faire vacciner contre la grippe, la responsabilité de la prévention revient ici à l'individu.

La prévention a donc à voir avec une gestion différentielle de la notion de responsabilité (de soi ou de l'Autre), et s'organise autour d'elle.

La manière dont est pensée la prévention contre la rechute par un mouvement de malades alcooliques comme "Vie libre" est, à cet égard tout à fait exemplaire, car elle est recouverte par ces deux paradigmes à la fois :

1. l'ancien malade doit totalement cesser de boire, c'est-à-dire adopter une conduite d'observance des normes ou des codes, fondée ici sur la valeur accordée à l'abstinence,

2. il doit s'éloigner de ceux qui boivent, et des lieux où il est sollicité de boire, c'est-à-dire éviter celui (ou ceux) par qui le mal peut venir ou revenir.

Le cas du sida n'est pas foncièrement différent bien qu'un peu plus pernicieux car le sujet se voit partager avec l'Autre la responsabilité de la transmission du virus ("*C'est surtout de vous que dépend votre défense contre le sida*", écrit le Comité français d'Education pour la Santé dans un prospectus intitulé *Informations à l'usage des voyageurs*, qui lui conseille également de se garder de "tout contact sexuel avec des rencontres de hasard".

Il est classique d'opposer les discours étiologiques respectifs des sociétés dites traditionnelles et des sociétés occidentales sur la base d'une distinction entre causalité externe dans un cas (imputation de la responsabilité de la maladie à l'action d'une puissance surnaturelle ou à l'action persécutive d'un tiers) et causalité interne dans l'autre (où l'individu est considéré comme la cause des malheurs qui le frappent). Si tel était le cas, la logique du comportement de prévention serait d'agir de manière à neutraliser l'action d'un tiers (en vue d'amadouer les puissances ou de se les rendre favorables) dans les sociétés traditionnelles, et d'agir de manière à ne pas porter tort à son corps, dans les sociétés occidentales. En vérité, les choses ne sont pas si simples ni les oppositions si tranchées.

Le recours aux techniques de protection (qu'elles soient africaines ou tsiganes) ne sont pas sans analogie avec la prise d'une protection immunitaire par des patients occidentaux. Absorber un breuvage confectionné par un "féticheur" ou porter une amulette confectionnée par un marabout, obéit à une logique qui entretient un rapport d'homologie certain avec celle qui conduit à se faire vacciner contre la grippe. Dans chacun des cas, le comportement de prévention s'articule avec la reconnaissance de l'efficacité d'un objet ou d'une substance donnés.

De la même façon, les pratiques qui visent à éloigner ou à neutraliser celui par qui le mal peut arriver, recouvrent aussi bien les techniques de maraboutage, que la décision de l'ancien alcoolique, pour en prévenir une rechute, de ne pas fréquenter de buveurs, ou bien encore, le choix, pour se prémunir contre le sida, de ne pas approcher l'Autre ou d'avoir des rapports sexuels "protégés".

L'acte qui consiste à penser la prévention revient donc en grande partie, dans des contextes culturels variés, à penser le rapport que l'on entretient avec l'Autre, ou les autres.

Il n'est pas sûr d'ailleurs que la prévention soit toujours sous-tendue ou qu'elle puisse se définir, comme il a souvent été dit, par la volonté de modifier les comportements, car elle peut viser au contraire à les préserver en l'état, ou à craindre et à prévenir leurs modifications. Il en va ainsi du discours de prévention produit par les étiologies africaines qui sanctionnent les conduites contrevenant à la loi sociale dans les sociétés lignagères; il en va de même d'un certain discours de la prévention engendré par l'apparition du sida, pour lequel c'est du changement des conduites sexuelles (de leur trop grande libéralisation et de leur trop grande ouverture sur l'Autre) que serait née la maladie. Dans le cas du sida, il est remarquable que le discours de la prévention renoue avec les catégories des plus traditionnelles de la responsabilisation.

L'idiome "conduite de prévention" peut ainsi être envisagé comme le processus qui consiste soit à annihiler sa propre responsabilité dans l'apparition de sa maladie (voire, dans certains contextes, à se disculper), soit à neutraliser les effets pathogènes que pourrait comporter le contact avec ceux que l'on juge malades ou vecteurs du mal, conformément aux deux paradigmes présentés plus haut, qui se nourrissent des modèles d'interprétation de la maladie les plus traditionnels.

En définitive, si la prévention est une catégorie culturelle dont la construction est soumise aux variations de contenu des catégories de santé et de maladie, elle obéit à des logiques constantes à travers des sociétés diverses : puisque, ici et là, c'est le plus souvent dans le rapport de soi à l'Autre que se pense la prévention. Et quand bien même le discours étiologique situe l'origine de la maladie *hors du sujet*, il est remarquable que le discours de la prévention, quant à lui réintroduit *dans* le sujet la possibilité de s'y soustraire. C'est au sujet qu'il revient d'échapper à la contamination par l'Autre ou à l'emprise malfaisante de la société, dont il apparaît comme la victime. La relation à l'Autre (l'Autre individuel mais aussi ce grand Autre qu'est la société) rebondit sur le sujet qui devient la cible privilégiée du message préventif.

Bibliographie :

1. BONNET S. *Prières secrètes des Français d'aujourd'hui*. Paris, Le Cerf, 1976
2. EVANS-PRITCHARD E.E. *Sorcellerie, oracles et magie chez les Azande*. Paris, Gallimard, (Bibl. des sciences humaines), 1972
3. FAINZANG S, JOURNET O. *La femme de mon mari. Etude ethnologique de la polygamie en Afrique et en France*. Paris, l'Harmattan, 1989
4. FAINZANG S. *"L'intérieur des choses". Maladie, divination et reproduction sociale chez les Bisa du Burkina*. Paris, l'Harmattan, 1986
5. FAINZANG S. *Pour une anthropologie de la maladie en France. Un regard africaniste* - Editions de l'EHESS, Paris, (Coll. Les Cahiers de l'Homme), 1989
6. FOSTER G.M. Disease Etiologies in non-Western Medical Systems. *Am Anthropol*, 1976, LXXVIII (4) : 773-82
7. GILLIES E. *Causal Criteria in African Classification of Disease in Social Anthropol Medicine*, 1976, J. Loudon ed., Academic Press, 358-95
8. LOUX F. La religion populaire comme recours préventif et thérapeutique. Pratiques des mères à l'égard de leurs enfants en Normandie - In La religion populaire, *Actes du Colloque international du CNRS*, oct. 1977, Editions du CNRS, 335-8

9. TURNER VW. *Les tambours d'affliction. Analyse des rituels chez les Ndembu de Zambie*, 1972, Gallimard (Bibl. des sciences humaines)

10. ZEMPLENI A. La maladie et ses causes : introduction. In Causes, origines et agents de la maladie chez les peuples sans écritures, *Ethnographie*, 1985, LXXXI, 96-97 (13-44)

LIMITES
D'UNE ORGANISATION "RATIONNELLE" [1]
DE LA PREVENTION

Jean-Pierre DOZON

La notion de prévention est inhérente à toutes les cultures, à tous les systèmes sociaux; mieux encore, elle en constitue un ressort essentiel puisque les sociétés (et les représentations du monde qu'elles secrètent) s'instituent largement sur l'appropriation de la contingence ou de l'événement, notamment de la maladie [1], sur une efficacité symbolique originaire par laquelle elles le rendent pensable et toujours interprétable, et partant susceptible de contrôle et d'anticipation. A ce titre, la "prévention" est un universel : ressortissant au tréfonds des cultures, à leurs fondements, pour tout dire, religieux, je citerai volontiers Freud qui assimile sans ambages la religion à une "névrose obsessionnelle universelle" [4], soit à une activité répétitive, excessivement scrupuleuse (ainsi que l'indique la méticulosité des rites et des cultes, et surtout l'une des étymologies du mot religion qui désigne quelque chose comme l'inverse de la négligence [2]), toujours requise pour anticiper le malheur et oeuvrer à la pérennité de la vie.

On serait donc tenté de dire que la prévention dans son acceptation moderne, et comme notion cardinale de la santé publique, participe de cet universel, qu'en voulant anticiper la maladie et ainsi la conjurer, elle n'invente quasiment rien. Pourtant, elle s'en distingue singulièrement. En effet la notion de prévention, telle qu'elle est communément acceptée, a un peu plus d'un siècle

---

1 "Rationnelle" étant entendu ici dans le sens étroit d'ajustements adéquats des comportements individuels aux objectivations toujours évolutives de l'épidémiologie et aux prescriptions de prévention qu'elles sont censées impliquer.

d'existence; sans évoquer ici les enjeux économiques et sociaux qui ont accompagné son émergence (Cf. "les classes dangereuses" qui ne l'étaient pas seulement à travers leurs luttes et leurs révoltes, mais aussi par le danger épidémique qu'elles représentaient), ou encore les idées hygiénistes qui l'ont précédée, cette notion ressortit au champ scientifique par l'effet conjugué des progrès de la bio-médecine et de la statistique. La prévention "moderne" ne mériterait guère ce qualificatif sans l'épidémiologie qui, par ses "raisons" propres, justifie sa mise en pratique sous forme d'actes et de stratégies sanitaires. On perçoit ici la différence avec "l'universel" auquel je faisais préalablement allusion. Tandis que les pratiques préventives mises en oeuvre, par exemple, dans le cadre d'une société africaine traditionnelle associent représentations de la personne, règles sociales (ancêtres, génies, divinités), et supposent presque toujours des rapports de force entre les hommes (un "fétiche" peut servir à se protéger, mais aussi à attaquer autrui), celles qui président à la protection de la santé publique ne semblent avoir d'autre cadre de référence que la sphère autonome des données causales ou corrélatives de la bio-médecine et de la statistique.

Nul besoin d'insister sur cette autonomie, au moins théorique, de la science qui fait le départ avec toutes formes de pensée "traditionnelles", notamment religieuses. Sinon peut-être de rappeler que l'idéal d'autonomie, et partant l'idéal préventif, s'est incarné et s'incarne toujours dans ce que l'on pourrait appeler le "modèle pastorien". Identifier les agents pathogènes, réduire ou éliminer leur circulation, notamment par la mise au point d'un vaccin, et par l'application subséquente de programmes de vaccination, comble l'esprit scientifique et justifie l'idée d'une santé publique contrôlée par les Etats et par les instances internationales (OMS). Avec un tel modèle, la science rayonne pleinement laissant derrière elle les conceptions et les gestes préventifs traditionnels (répétitifs, obsessionnels) où rien n'est jamais assuré. Quoi de plus simple et de plus sûr que le vaccin anti-amarile qui immunise contre la fièvre jaune pendant au moins dix ans. On comprend du reste que les vaccinations aient fait l'objet, dans nos pays, de certaines résistances : car il y a en elle quelque chose de "trop" simple, "trop" efficace rendant brutalement caduques toutes les représentations et toutes les pratiques (préventives ou curatives) qui étaient attachées aux maladies contagieuses (et la rumeur s'est vite emparée des accidents ou des complications vaccinales pour investir l'acte préventif "moderne" d'une intention néfaste, voire diabolique). A cet égard, il a fallu toute l'autorité de ce que l'on a appelé l'Etat-Providence pour donner force de loi à la santé publique et rendre obligatoires (à travers l'école, l'armée, les collectivités) les vaccinations, faisant d'elles des "formalités" presque extérieures au monde médical (ce qu'illustre assez bien le fait qu'aujourd'hui, certaines vaccinations sont pratiquées par les compagnies aériennes). A contrario, là où l'Etat est loin de pouvoir assumer de telles fonctions, par exemple en Afrique, les programmes de vaccination (souvent réalisés par des acteurs extérieurs, OMS, UNICEF, etc...) se heurtent toujours à de nombreuses résistances. Comment expliquer à une mère dont un enfant vient de mourir (par exemple du paludisme, et contre lequel on a toujours pas trouvé de vaccin) et qu'elle a pourtant fait vacciner (contre la rougeole, diphtérie, coqueluche, tuberculose, etc...), qu'elle doit faire vacciner ses autres enfants ? Sans même qu'elle songe à accuser les vaccins des "Blancs", n'aurait-elle pas commis quelque faute ou quelque manquement propre aux actes "préventifs" de son univers socio-culturel ?

Reste que prévention et sciences bio-médicales se rejoignent en un "idéal pastorien" qui consiste à mettre au point des vaccins pour toutes maladies causalement identifiables par des agents pathogènes et généralement contagieuses. Là est en effet la véritable rupture par rapport à toute autre conception de la prévention; cet "idéal" a, si je puis dire, le grand mérite de donner aux pouvoirs publics (condition qui n'est certainement pas remplie dans les pays du Tiers-Monde) le principal rôle (en rendant les vaccinations obligatoires, ou en en favorisant l'exécution), et de faire des individus des "sujets" virtuellement parfaits de la santé publique, "sujets" pour lesquels la vaccination est en principe assimilable à un acte administratif. Mais, pour des raisons précisément bio-médicales, cet idéal n'est que très partiellement réalisé et réalisable; nombre d'endémies tropicales ne sont toujours pas "pasteurisées", c'est-à-dire résistent à la découverte vaccinale (paludisme, lèpre, trypanosomiase, etc...), et de nombreuses maladies virales cosmopolites (nouvelles ou anciennes) soumettent à rude épreuve la recherche scientifique (ce qui, assorti aux carences des Etats du Tiers-Monde, et particulièrement africains, rend éminemment problématique toute politique de prévention).

Ici, on ne peut pas ne pas évoquer le problème du sida. Il paraît clair que, compte tenu de son caractère transmissible, l'idéal pastorien de découverte d'un vaccin paraît être la parade la plus appropriée (encore que, comme dans le cas de la syphilis, une thérapeutique efficace pourrait peut-être suffire). Le chemin qui y mène est bien entamé puisqu'on connaît assez bien le principal agent pathogène, le rétrovirus HIV. Mais, pour l'heure, la recherche bio-médicale bloque sur les remèdes et ne propose comme seul acte préventif l'usage circonstancié du préservatif. On sait ou on devine toutes les difficultés que soulève une telle solution; au lieu que les pouvoirs publics soient maîtres du jeu (ce qu'ils seraient si la bio-médecine mettait au point un vaccin ou une thérapeutique et leur ouvrait la voie royale du contrôle ou de l'obligation : dépistage ou vaccination systématique), ils proposent une sorte de partage des responsabilités : à leur charge le soin de faire rapidement progresser la recherche et d'informer intelligemment, à la population, et particulièrement à ceux qui se "savent" à risques, celui de se prémunir et de protéger autrui. Un tel "contrat" est gros d'incertitudes car il suppose des comportements "rationnels", "cohérents" en un domaine de la vie (privée, intime, affective) qui s'y prête assez peu. Non que la prévention soit incompatible avec lui, mais les pratiques qu'elle est susceptible d'enclencher peuvent infiniment varier en fonction d'éléments d'appréciation et de justifications qui sont peu ou prou étrangers à l'évitement proprement technique du sida (usage du préservatif). Certaines de ces pratiques rappellent celles que j'évoquais au titre de cette prévention universelle : elles font du sida un élément de liaison et d'interprétation entre la position ou l'histoire de chacun et ses rapports aux autres, aux valeurs et aux normes sociales. Elles peuvent, par exemple, favoriser le mariage et/ou la fidélité (en quoi l'Eglise catholique est entièrement "justifiée" à rappeler ses préceptes moraux, virginité pré-maritale comprise, puisqu'ils sont de fait la meilleure parade contre le sida), ou au contraire faire du sida la justification ou la sanction de situations marginales ou de conduites suicidaires.

Bien que de tous autres exemples pourraient être évoqués (notamment ceux qui attestent d'un usage "cohérent" du préservatif), la conception pastorienne de la prévention semble, dans cette affaire du sida, doublement mise à l'épreuve. Sur le plan bien évidemment de la mise au point d'un vaccin, mais aussi sur celui d'une épidémiologie qui ne peut satisfaire là son idéal de transparence et qui faisait très précisément rupture avec toute autre conception de la prévention; parce qu'il est une maladie transmissible et mortelle, et parce qu'on en connaît l'essentiel de l'étiologie (des découvertes complémentaires pouvant toutefois survenir), la "logique pastorienne" (toute liberté des citoyens mise à part) voudrait qu'on établisse exactement l'évolution épidémiologique du sida par des dépistages qui ne soient pas seulement volontaires (un certain nombre de médecins connus, tout pénétrés de cette logique, se sont du reste nettement prononcés pour des dépistages systématiques, au moins chez des groupes réputés à risques). Comme elle pût, du reste, autrefois s'appliquer en terre coloniale, là où sévissaient de redoutables fléaux (comme la maladie du sommeil qu'on savait plus ou moins soigner mais dont on n'a toujours pas trouvé le vaccin), et un système politique assez peu soucieux des libertés individuelles [4]. Mais, sans même qu'elle se targue de ces prouesses coloniales pour le moins ambiguës, la "logique pastorienne" ne semble pas se satisfaire d'une politique de prévention qui n'associe pas la publicité et l'usage du préservatif à une "vérité épidémiologique" (en l'occurrence à la recherche la plus exacte possible de la prévalence du sida au sein de la population), et qui laisse du même coup au sida la possibilité d'être variablement perçu et interprété, d'être investi de croyances et de sens qui masquent ou déplacent sa réalité médicalement établie. Douloureux dilemme pour un idéal pastorien qui voudrait appliquer au sida la même efficacité préventive qu'il a pu exercer sur bien d'autres maladies contagieuses ou transmissibles (c'est-à-dire faire d'elles de simples entités épidémiologiques débarrassées de tout sens non biomédical, et contre lesquelles l'Etat exerce sa puissance indépendamment du choix et des interprétations toujours possibles des individus), mais qui, faute de disposer pour l'heure de remèdes médicaux (le préservatif ne pouvant véritablement en tenir lieu), est très justement confronté aux lois qui garantissent la liberté des citoyens.

Ce problème particulièrement aigu du sida, au travers duquel le modèle pastorien de la prévention ne vaut véritablement comme rupture que dans la mesure où ses découvertes des agents pathogènes, de leurs modes de transmission, s'accompagnent assez rapidement de la mise au point de remèdes, amène d'autres réflexions sur la prévention en général. Celles, en l'occurrence, où le modèle pastorien ne prévaut plus, et qui concernent d'autres maladies que les pathologies contagieuses ou transmissibles, et pour lesquelles l'ordre des causalités ou des étiologies est beaucoup moins stable, laissant apparaître davantage des corrélations plus ou moins fortes entre telle maladie et ses origines (et qui renvoient souvent à des comportements). Ici, nul vaccin qui peut faire assimiler la prévention (et réduire le sens d'une maladie) à une simple "formalité", bien plutôt un mélange complexe de dépistages volontaires (check up), ou encore de contrôles de soi et des familles grâce à une information continue sur ce qui est nocif pour la santé. En fait, ce sont ces dernières pratiques qui paraissent conformes au projet de la prévention, c'est-à-dire celles qui ressortissent à un partage des responsabilités : d'un côté, la puissance publique finance la recherche et, au travers de multiples relais et institutions, informe le public et l'encourage à se prémunir, de l'autre les citoyens sont censés surveiller leur santé, et suivant les résultats de la recherche et de l'épidémiologie, ceux-ci pourront ou devront "rationnellement" modifier leurs comportements (au droit à la santé correspondrait ainsi, symétriquement, un "devoir de santé"). Le "contrat social" que nous évoquions à propos du sida (lequel devrait ressortir au modèle pastorien, mais semble, en l'état actuel de la recherche, relever du modèle contractuel) est ici pleinement à l'oeuvre. Oserons-nous dire que la notion de "préservatif" est une assez bonne métaphore du "contrat" en question ?

Dans cette perspective, et tout en gardant bien sûr à l'esprit les spécificités et les dilemmes de la prévention du sida, un tel "contrat" rencontre ou est amené à rencontrer les limites que nous avons déjà évoquées. Non qu'il ne puisse effectivement susciter des pratiques préventives, bien plutôt est-il amené à les découvrir beaucoup plus complexes et diversifiées, associées à des configurations de sens qui s'en approprient, par des tours souvent paradoxaux, le contenu "rationnel". Ce contenu, comme on l'a dit, est au croisement du bio-médical et de la statistique, d'une épidémiologie qui inventorie, classe les causes de morbidité et de mortalité, en fixe les tendances probables, mais tente d'en modifier le cours en allant plus en amont : là où, par exemple, le nombre de cancers, de maladies cardio-vasculaires, etc..., pourrait être notablement réduit par une diminution, voire une suppression de substances nocives (tabac, alcool, etc...), ou par une attention soutenue à soi, à son corps, à sa nourriture, etc... On remarquera le curieux effet que peut produire l'annonce de statistiques prévisionnelles relatives au cancer ("bientôt un français sur quatre aura un cancer") : s'agit-il là d'une fatalité qui n'appelle au fond nulle parade (si ce n'est la croyance, chacun pour son propre compte, que l'on appartient au "bon" groupe) ou, au contraire, d'une menace que la société et l'Etat peuvent conjurer si chacun sait, par avance, s'en protéger. Ici commencent les difficultés : dois-je croire à un tel pronostic et quel sens a-t-il pour moi ? Il peut devenir irréfutable dès lors que dans mon entourage, dans mes relations (surtout celles de mon groupe d'âge) des gens sont effectivement touchés par une grave maladie. Mais, si je peux, par cette proximité même, surveiller ma santé, prendre des résolutions salutaires à la mesure des risques qu'ont ou qu'auraient pris mes proches, je peux aussi considérer, qu'étant en assez bonne santé, la statistique, telle une sanction ou une loi, s'est appliquée à mon univers de relations et que je n'ai donc plus à prendre d'excessives mesures préventives. On peut croire en quelque sorte à la "série noire", ou penser que la série s'arrête à soi. Appréciations que l'on qualifiera très certainement d'irrationnelles, mais qui me semblent plus ou moins induites par les statistiques elles-mêmes qui énoncent tout à la fois de fatales prophéties, et les moyens d'y remédier en laissant à chacun la possibilité de les interpréter.

A cet égard, les déclarations publiques et provocantes de S. Gainsbourg me semblent, malgré leur caractère anecdotique, très intéressantes : grand consommateur de tabac et d'alcool, le chanteur prétendait ostensiblement défier la statistique et le corps médical en revendiquant une "belle" résistance à la maladie, et surtout en déclarant malicieusement avoir "enterré" trois radiologues qui lui prédisaient sa rapide disparition. Mis à part l'humour noir, il y a là quelque chose qui rappelle les conceptions de la prévention traditionnelle, celles en l'occurrence qui placent l'anticipation du malheur sous l'égide de relations agonistiques entre les hommes, entre les hommes et les puissances surnaturelles : ce que suggèrent en effet les rapports de Gainsbourg avec ses médecins, et aussi avec une statistique "diabolisée".

Le problème donc d'une prévention contractuelle reposant essentiellement sur des calculs et des prévisions statistiques, c'est qu'en dépit, et aussi à cause des "raisons" qu'elle est susceptible d'avancer pour inviter à des changements de comportements (ne plus fumer, moins boire, mieux se nourrir, faire régulièrement des bilans de santé, etc..), et qui produisent très certainement leurs effets positifs, des configurations multiples de sens et de justifications interviennent qui ne sont pas forcément adéquats à ses objectifs. Lucide parfois, cette prévention préfère opter à juste raison pour une intervention directe : celle par exemple qui consiste à interdire, en des lieux publics, de fumer, façon en quelque sorte de faire taire le sens et l'interprétation (à cet égard, on a pu noter, récemment qu'Air Inter avait interdit de fumer sur ses vols, et qu'un sondage préalable avait révélé qu'une majorité de fumeurs étaient, somme toute, assez contents de ne pas avoir à consommer de cigarettes pendant une heure-une heure et demi).

Une dernière remarque pour conclure : il est un domaine où, me semble-t-il, la prévention contractuelle et l'épidémiologie peuvent faire l'objet d'interprétations plus adéquates à leurs objectifs; ce domaine est neuf puisqu'il résulte des avancées récentes de la génétique qui mettent en évidence certaines composantes héréditaires de nombreuses maladies. Elles ont, en effet, l'avantage de donner une signification immédiate aux statistiques, d'impliquer chacun dans son univers et son histoire familiales, d'amener chacun à se prémunir contre ce qui a déjà fait sens pour lui, et précisément à le craindre ou à le défier en en conjurant la répétition. On nous objectera, peut-être, qu'elles ont l'inconvénient d'encourager ceux qui ne semblent pas avoir "d'antécédents héréditaires" à moins prêter attention à leur santé. De telles interprétations sont toujours possibles, mais il est sans doute préférable d'encourager à la prévention ceux qui ne peuvent se les permettre...

Bibliographie :

1. AUGE M. Ordre biologique, ordre social : la maladie, forme élémentaire de l'événement. In *Le sens du mal. Anthropologie, histoire, sociologie de la maladie* (sous la dir. de M. Augé et C. Herzlich), Editions des archives contemporaines, 1984
2. BENVENISTE E. *Le vocabulaire des institutions indo-européennes*. T.2. Pouvoir, droit, religion. Ed de Minuit, 1969
3. DOZON J.P. Quand les pastoriens traquaient la maladie du sommeil. *Sci Soc Sante,* U.III, n° 3-4, 1985
4. FREUD S. *L'Avenir d'une illusion*, PUF, 1971

POUR UNE APPROCHE SEMANTIQUE ET HISTORIQUE DE LA NOTION DE SANTE

Alphonse d'HOUTAUD

I. INTRODUCTION

Quelles sont les implications du terme *santé* dans les mentalités *individuelles* et *collectives* que contribuent à manifester nos enquêtes et que cherchent à modifier tant de programmes sanitaires d'information et d'éducation ?

Telle est la question à laquelle nous allons tenter de répondre succinctement à partir d'une approche *sémantique* et *historique* des notions de **santé**, de **salutation** et de **salut religieux** dans le contexte de notre culture *occidentale*, référée à ses origines *gréco-latines*.

D'abord sociologique, cette approche vise l'institution sociale du *langage* où maintes générations antérieures ont condensé leurs multiples expériences et où chaque personne s'en vient puiser au gré de ses apprentissages afin de formuler sa pensée personnelle selon toutes ses nuances et ses particularités propres.

II. LES ORIGINES GRECQUES DU MOT SANTE

A partir du terme actuel d'*hygiène*, on remonte aisément au verbe grec **hugiainô**, qui veut dire *se bien porter* ou *être en bonne santé* non seulement pour les individus, mais aussi pour les choses, les institutions; de façon symétrique, on passe au terme opposé de **noséô** qui signifie *être malade* selon une semblable variété d'applications au corps, à l'esprit et aux réalités de la vie sociale. Du reste l'adjectif **hugiès** suit le verbe dans ses significations multiples, ainsi que le substantif **hugiéia**. La formule de salutation **hygiainè** exprime un souhait : *portez-vous bien*.

Un autre verbe grec **sôzô**, qui signifie *sauver* au sens de protéger d'un danger d'abord, de conserver avec soi ensuite, a donné le substantif **sôteria** (le *salut* au sens double de la préservation et de la conservation), le substantif de **sôtèr** (celui qui protège, sauve, libère), ainsi que l'adjectif **sôtèrios** (caractéristique de ce qui protège ou sauve).

III. LES ORIGINES LATINES DU MOT SANTE

Du côté de la culture latine, nous rencontrons quatre termes.

Tout d'abord, le verbe **sanare** veut dire réparer, remédier à quelque chose, guérir quelqu'un ou une maladie. D'où l'adjectif **sanus**, qui s'emploie aussi aux sens physique et moral. On trouve encore **saniores** pour désigner les plus sages et **sanissimus** pour signaler celui qui a tout son bon sens. L'adverbe **saniter** ou l'expression **sana mente** veulent dire raisonnablement, tandis que **male sanus** a trait à quelqu'un ayant le cerveau dérangé. Le substantif **sanitas** peut se traduire par le bon sens ou la raison ou encore s'employer de façon métaphorique pour parler de la correction du style, du bon goût. Un **sana res publica** est un régime politique qui fonctionne bien.

Ensuite, un radical latin s'est vite orienté vers les choses de la santé. Le verbe **valere**, en effet est parti de l'acception d'être fort, vigoureux, puissant, en particulier d'*avoir de la valeur* en course, à la lutte, par les armes, dans un procès, du fait de ses relations amicales. Son sens figuré s'applique à l'argent qui a de la valeur, aux mots qui ont un sens, une signification. Enfin et, pour nous ici, le terme a surtout l'acception de *se bien porter*, d'être en bonne santé. L'adjectif **validus** comporte une semblable pluralité de sens : robuste, vigoureux, puissant, efficace, et, finalement, bien portant. Le substantif **valetudo** fait référence à l'état de santé, le bon comme le mauvais, davantage ce dernier sens dans les termes de **valetudinarius** (malade) et de **valetudinarium** (infirmerie, hôpital). Le verbe *valere* a donné les interjections de la salutation : **vale** ou **valete** (adieu) pour saluer oralement et par écrit, *cura ut valeas* (prends soin de ta santé) pour finir une lettre.

En troisième lieu, proche du mot grec *sôzô*, il y a le radical latin **salus**, qui exprime, fondamentalement, le bon état physique, la *santé* du corps; puis, par dérivation, le *salut* au sens de la conservation (de l'individu, de la liberté, de l'Etat, etc.); enfin l'action de *saluer*, la salutation. Précisément, le verbe **salutare** comporte les deux acceptions :

- celle de *salutem alicui efficere* qui signifie accomplir le salut ou la santé à quelqu'un; d'où l'adjectif **salutaris**, concernant la bonne conservation (dont provient l'adjectif français *salutaire*);

- celle de *salutem alicui dicere*, qui désigne le fait de dire à quelqu'un : salut !; d'où le substantif latin **salutatio**, qui désigne le salut au sens de la salutation. Cette interprétation de Benveniste E. [1] va à l'encontre de celle d'A. Ernout et A. Meillet [3] (aux termes de salvus et salus).

Le quatrième vocable latin de la santé provient justement du rite de la salutation. En effet, **salvere** veut dire d'abord *saluer* quelqu'un : d'où les interjections de **salve**, **salvete** (salut). Ensuite il désigne le fait de *se bien porter*, d'être en bonne santé. D'où l'adjectif **salvus** (bien portant, en bonne santé, en bon état, bien conservé ou être sauf), qui se dit du voyageur à son retour, de la lettre acheminée à son destinataire, du devoir accompli dans une charge publique, etc., et qui s'applique également à l'Etat, à l'armée. L'adverbe **salve** réfère à la bonne santé et au bon état physique ou moral.

IV. LA SALUTATION COMME SOUHAIT DE SANTE

Plus chez les Latins que chez les Grecs, salutation et santé sont associées par un enracinement étymologique commun. Pourquoi une telle association dans les langes *gréco-latines* ?

Si, dans les cultures sémitiques, les salutations se réfèrent de préférence à la *paix* (**shalom**) et en Grèce à la *joie* (**chaïré** : réjouis-toi !), en latin elles impliquent la *santé* (**salus**) comme, du reste, en vieil allemand ou gotique (cette orthographe, distincte de celle de gothique, est propre à la langue des Goths, en tant que rameau oriental des langues germaniques), où **hails** comporte la double référence à *sain* (au sens d'intact, d'intégrité physique, que l'on rencontre déjà dans le grec *hugiès*, puis dans l'allemand **heilen**) et à *saint* (au sens de sacré, que l'on retrouve déjà dans le grec *hagios*, puis dans l'allemand heilig). Cette double acception de *hails* a une équivalence dans les deux termes anglais **whole** (entier) et **holy** (saint).

Toutefois, tant chez les Sémites et les Grecs que chez les Latins, les lettres de correspondance et les suppliques adressées à un roi ou à l'autorité suprême s'accompagnent de **souhaits de bonne santé**. La coutume des Hittites était d'indiquer au début de leurs lettres qu'ils étaient eux-mêmes bien portants avant même de formuler des voeux de santé à leurs destinataires. Chez les peuples qui ont reçu l'influence culturelle de l'empire romain, il a été d'usage, dans un acte écrit, de faire suivre l'adresse par un salut ou souhait de santé, lequel est parfois suivi d'un terme d'affection ou de bénédiction. Cet usage s'est perpétué en particulier dans les actes papaux, qui commencent habituellement par le souhait rituel *salutem et benedictionem*. Même la Révolution française, soucieuse de révoquer les formules antérieures de civilité, a néanmoins maintenu à la fin des lettres privées l'expression ritualisée *salut et fraternité*.

Du point de vue psychosocial, les **salutations** et les **adieux** représentent des paroles rituelles : ce sont des *rituels d'accès*, d'une part, des *rituels de congé*, d'autre part, d'après E. Goffmann [4]. Les termes liés au salut et à la salutation sont plus fréquemment associés aux rituels d'accès, au point qu'on désigne souvent ceux-ci comme des salutations. Ils sont simplifiés dans le fameux *Comment allez-vous* ?

Ce qui nous intéresse ici, c'est la présence de la **santé dans les salutation**s les plus usuelles. Usant du langage tel qu'il est et sans l'analyser jamais, la plupart des locuteurs ne s'en rendent même pas compte. En tout cas, même si cette présence de la santé n'est pas l'expression d'une évocation intentionnelle, voire simplement consciente, elle est significative d'une pensée collective en quelque sorte cristallisée dans les expressions et dans les mots transmis par des cultures traditionnelles. La persistance de tels souhaits de santé au cours des siècles, et non leur disparition, atteste bien qu'il s'agit toujours d'une préoccupation latente des peuples. En usant de telles formules de politesse, toutes faites d'avance, les individus contribuent objectivement, même si c'est à leur insu, à en véhiculer plus avant la signification. A travers de tels *parlers individuels*, c'est le groupe constitué par la *communauté linguistique* qui transmet le **sens profond**, décelé parfois par les seuls spécialistes de la langue, et témoigne alors des tendances ou des attentes les plus communes. Comme beaucoup de gestes usuels, les paroles rituelles sont de la sorte porteuses d'un sens plus radical et plus profond que le sens *obvie* et immédiat que leurs utilisateurs ont en vue.

V. DE LA SANTE AU SALUT

Des deux **termes grecs** de la santé, l'un (*hugiainô*) débouche sur la salutation, l'autre (sôzô) sur le salut (religieux).

Des quatre **termes latins** de la santé, le premier (*sanare*) ne communique ni avec le registre de la salutation, ni avec celui du salut; les trois autres formes ont fourni des mots liés à la salutation (*vale* ou *valete*, *salutatio*, *salve*); deux seulement de ces derniers ont été utilisés également pour le salut (*salus, salvere*).

Le rameau **gotique** des langues germaniques comporte également un radical (*hails*) à l'origine d'une salutation (*hail*), d'une double dérivation vers la santé (*heilen*) et vers le salut (*heilig*). Une semblable bifurcation sémantique se vérifie en anglais (*whole* et *holy*) comme en **grec** (*hugiès* et *hagios*). A cet égard, la langue **française** tient sa variété terminologique de celle du *latin* pour parler de la santé, de la salutation, du salut.

Du côté des langues indo-européennes primitives, le latin, de façon explicite et fondamentale, et le gotique, de façon moins nette, ont fait communiquer clairement et explicitement les **trois registres** de la *santé*, de la *salutation* et du *salut*, un phénomène sémantique inégalement reproduit dans les langues modernes dérivées de ces deux rameaux.

Cela nous amène à nous interroger sur l'association de trois signifiés (santé, salutation et salut religieux) dans les mêmes signifiants (*salus* et *salvere*).

Cette originalité des Latins tient essentiellement à l'irruption des sectes nées en Asie à l'époque de la prépondérance hellénistique et diffusées dans l'empire romain sous le nom de **religions à mystère** ou de **religions du salut**, le mot *sôtèria* de la langue grecque commune (appelée la *Koinè*) ayant été traduit en latin par *salus*.

E. Benveniste (1969) explique cette triple conjonction : "La divinité possède par nature ce don qui est intégrité, salut, chance, et elle peut l'impartir aux hommes sous la forme de la santé corporelle et de la bonne fortune présagée".

Pour F. Cumont (1929), "La propagation des cultes orientaux est, avec le développement du néo-platonisme, le fait capital de l'histoire morale de l'empire païen". Cet historien tient à préciser que "les recherches sur les doctrines ou les pratiques communes au christianisme et aux mystères orientaux font remonter presque toujours au-delà des limites de l'Empire romain, jusqu'à l'Orient hellénistique". Il poursuit : "Mais comme lui (le néo-platonisme), en affirmant l'essence divine de l'âme, ils (les cultes païens de l'Orient) ont fortifié dans l'homme le sentiment de sa dignité éminente; en faisant de la purification intérieure l'objet principal de l'existence terrestre, ils ont affiné et exalté la vie psychique". Ce faisant, "les religions orientales ont répandu, antérieurement puis parallèlement au christianisme, des doctrines qui ont acquis avec lui une autorité universelle au déclin du monde antique". Avec les prêtres asiatiques, "la religion cesse d'être liée à un Etat pour devenir universelle..., elle ne subordonne plus l'individu à la cité, mais prétend avant tout assurer son salut particulier dans ce monde et surtout dans l'autre".

VI. DU SALUT A LA SANTE

Il est sans doute difficile d'apprécier dans quelle mesure le souci du salut de tous les individus a contribué à préparer les mentalités à accueillir les requêtes des santés individuelles. Dans la mesure où la **santé** est par essence ce qui vaut (*valere*) pour chacun et ce sans quoi le reste perd de son intérêt, elle s'impose peu à peu comme une **valeur transculturelle** au-delà des cadres sociaux de sa réalisation plus ou moins précaire ou durable. Du coup les salutations dérivées du latin et du gotique renvoient moins les interlocuteurs à un salut religieux qu'à cette santé devenue ici-bas la préoccupation la plus fondamentale et la valeur qui est le plus objet des aspirations communes à tous les humains.

Certes, de telles associations historiques et sémantiques n'empêchent pas les mouvements de *sécularisation* et de *laïcisation* de nos sociétés actuelles de se développer sur les strates du passé. Car les structures successives des sociétés comme celles des individus ne se substituent pas les unes aux autres. Bien au contraire, au cours de la genèse des *personnalités individuelles* et des *mentalités collectives*, elles s'ajoutent et se superposent comme les **strates** géologiques de la croûte terrestre : les plus archaïques (non en un sens péjoratif, c'est trop évident, mais au sens étymologique du mot grec *archè* : les plus proches des origines, dès lors les plus fondamentales et actuellement les plus indispensables) supportent les plus récentes et sont protégées par elles de l'habituelle corrosion du temps et donc de l'oubli. Ce qui constitue, à vrai dire, aux yeux de l'observateur psychosociologique, une raison supplémentaire de les faire apparaître à ceux qui les méconnaissent, voire les ignorent, faute de culture, ou les refusent a priori.

En conclusion, nous venons de remonter, de façon synchronique, du plus récent au plus ancien (archaïque) ou encore du plus superficiel au plus profond (au plus explicatif). Ce faisant, nous avons appréhendé les mêmes salutations rituelles selon leurs dimensions, à la fois anciennes et actuelles, dans leur double acception inséparablement salvifique et sanitaire. Dès lors, à propos du même contenant sémantique, sont apparues de façon diachronique, deux insistances successives sur leurs deux contenus, dont l'un (salvifique), une période prépondérante, a alors préparé la voie à l'actuelle prééminence de l'autre (sanitaire), devenue parfois exclusive.

Bibliographie :

1. BENVENISTE E. *Le vocabulaire des institutions européennes*. Paris : Editions de Minuit, 1969
2. CUMONT F. *Les religions orientales dans le paganisme romain*. Paris : Paul Geuthner, 1929
3. ERNOUT A, MEILLET A. *Dictionnaire étymologique de la langue latine*. Paris : Klincksieck, 1959
4. GOFFMAN E. *La mise en scène de la vie quotidienne*. Paris : Editions de Minuit, 1973
5. D'HOUTAUD A, FIELD MG. *La santé : approche sociologique de ses représentations et de ses fonctions dans la société*. Collection Espace social, Presses Universitaires de Nancy, 1989

LES FACTEURS CULTURELS ET SOCIAUX DE PARTICIPATION A UN PROGRAMME DE DEPISTAGE DES CANCERS

La perception des facteurs de risque

Alice DESCLAUX, Pascale GROSCLAUDE,
Martine ROUMAGNAC, Yves DUCHENE

Un des principaux problèmes auxquels se heurtent les programmes de dépistage du cancer mis en place en France est celui de la faible participation des populations. Avec l'objectif de comprendre ces faibles taux de participation, nous nous sommes intéressés aux facteurs déterminant les attitudes individuelles dans ce domaine.

Ces facteurs peuvent être systématisés comme ce schéma l'indique :

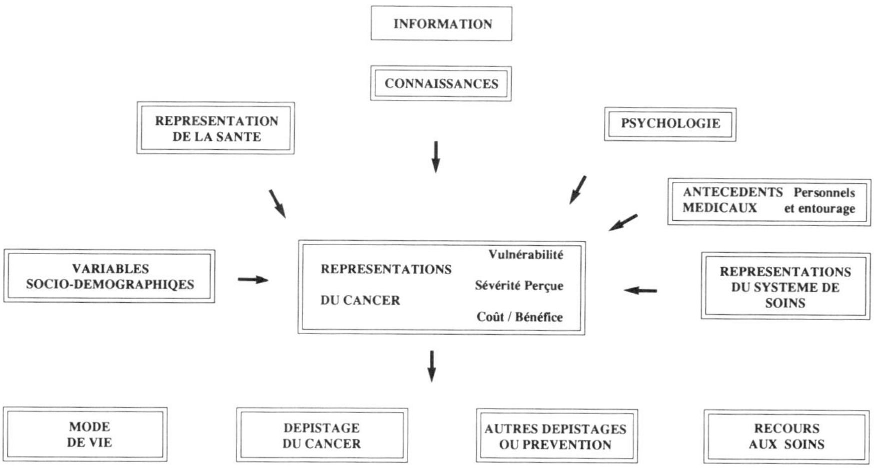

Certains de ces facteurs ont été largement explorés; c'est le cas notamment du niveau d'information et des connaissances étudiés dans le domaine de l'éducation pour la santé.

C'est aussi le cas de la représentation sociale de la santé pour laquelle les travaux de C. Herzlich [5, 6] puis de divers auteurs ont permis de définir un cadre conceptuel, ainsi que des représentations propres à certains groupes sociaux qu'ont étudiées d'Houtaud et Gueguen [4], dans des populations numériquement importantes.

Les chercheurs anglo-saxons se sont situés à un niveau plus opérationnel, en s'attachant à l'exploration des comportements et des liens entre représentations, comportements et attitudes de prévention. Plusieurs modèles ont été utilisés. Parmi ceux-ci le "Health Belief Model" de Rosenstock (1966) a été repris par de nombreux auteurs [1, 7] : il est basé sur l'étude de la perception qu'a l'individu de sa vulnérabilité à la maladie et de la sévérité de celle-ci, et sur l'investigation des attitudes individuelles de prévention. Andersen a ajouté à ce modèle la notion de facteurs prédisposants, en incluant des éléments socio-démographiques, et en abordant le recours au système de soins [7].

Nous avons utilisé ces différentes approches des représentations du cancer, des connaissances, des relations entre représentations et attitudes de prévention dans une enquête portant sur la participation au dépistage du cancer du sein et du cancer colo-rectal.

La mutuelle d'établissement d'une entreprise du Tarn (Centre hospitalier spécialisé : Fondation du Bon Sauveur d'Albi) ayant demandé le soutien technique du Registre du Cancer pour l'organisation d'une campagne de dépistage auprès du personnel de l'entreprise, nous avons proposé l'enquête suivante :

Cette enquête a été réalisée par questionnaire auprès d'un échantillon représentatif de 441 personnes (parmi 516 concernées par le dépistage). En fait, 386 personnes ont accepté et pu répondre à l'enquête (87,6 % de l'échantillon).

Outre les grandes variables socio-démographiques, les questions portaient sur les connaissances et représentations des facteurs de risque des cancers, les notions de vulnérabilité et sévérité perçues du "Health Belief Model", les attitudes de prévention (recours au dentiste, régime, activité physique, tabagisme, frottis cervical pour les femmes), les antécédents médicaux de la personne, l'existence d'antécédents de cancer dans son entourage, son mode de recours habituel aux soins (biomédecine ou médecines parallèles) et la confiance accordée au soignant. Une échelle d'anxiété complétait le questionnaire.

Dans un second temps, un dépistage du cancer du sein par mammographie et du cancer colique par "Hémocult" a été proposé par la mutuelle à tous les employés âgés de plus de 45 ans.

Nous espérons ainsi comparer deux populations : celle qui sera venue au dépistage et celle qui n'y aura pas participé.

Le dépistage est actuellement en cours, les premiers résultats portent donc uniquement sur l'analyse du questionnaire.

Perceptions des facteurs de risque du cancer

Dans l'ensemble des questions portant sur les facteurs de risque du cancer, nous demandions si l'âge, la personnalité, le stress, le mode de vie, l'hérédité, la profession pouvaient favoriser l'apparition d'un cancer, ou si le hasard expliquait la survenue de la maladie.

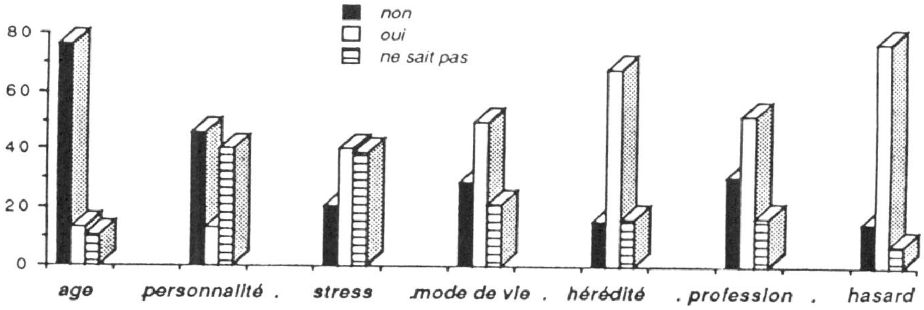

...facteurs de risque de cancer ?

On peut remarquer que l'âge, qui fait pourtant partie des facteurs de risque incontestables de cancer, est le moins souvent perçu comme tel par des personnes de tous niveaux d'étude, qu'elles aient ou n'aient pas l'expérience d'un cancer chez des proches, quel que soit leur âge... (on note seulement que les personnes les plus âgées sont plus nombreuses à répondre qu'elles ne savent pas).

L'âge n'est pas davantage perçu comme un facteur de risque du cancer du colon, qui n'est pourtant pas une maladie du sujet jeune.

Chez les sujets âgés, la perception de l'âge comme facteur de risque est associée de manière cohérente à la notion de leur propre vulnérabilité.

L'analyse de ces résultats montre qu'hommes et femmes ont une vision un peu différente des facteurs de risque : les hommes mettent en avant le risque professionnel et avancent moins souvent le risque lié à l'hérédité. Les femmes en revanche sont plus nombreuses à répondre que l'hérédité est déterminante, moins nombreuses à répondre que l'âge est un facteur de risque.

La perception des facteurs de risque varie aussi avec le niveau d'études : plus le niveau d'études est élevé, plus sont mis en avant des facteurs d'ordre psychologique, comme les notions de "stress" et de "personnalité", au détriment d'autres explications comme "mode de vie", "profession" et "hérédité"; le hasard est alors très peu cité.

La non-perception de l'âge comme facteur de risque des cancers - en particulier du cancer du colon - nous est apparue comme un point important dégagé par ces résultats. D'une part on peut se demander dans quelle mesure cette perception est imputable à l'image du cancer véhiculée par les média; d'autre part cette perception pourrait être à l'origine des faibles taux de participation observés chez les personnes âgées au cours de campagnes de dépistage des cancers. En effet, cette faible participation des personnes âgées ne peut pas être expliquée par une sous-consommation médicale globale : bien au contraire, les personnes âgées sont généralement très consommateurs de soins. D'autre part cette attitude n'est pas générale à l'égard de la prévention : la prise de la pression artérielle et le contrôle des facteurs de risque de maladies cardio-vasculaires sont communément admis et demandés à partir d'un certain âge.

Dans la seconde partie de l'enquête, l'analyse des taux de participation au dépistage proposé devrait nous permettre d'apporter des éléments de réponse à cette question.

Bibliographie :

1. CALNAN M. The Health Belief Model and Participation in Programmes for the early Detection of Breast Cancer : a Comparative Analysis. *Rev Epidemiol Sante Publique*, 1981, 29, 327-334

2. CALNAN M, CHAMBERLAIN J. Explaining Participation in Programmes for the early Detection of Breast Cancer : a Comparative Analysis. *Rev Epidemiol Sante Publique*, 1984, 32, 376-382

3. Colloque INSERM, vol 104, 1981, et vol 178, 1989

4. d'HOUTAUD A, FIELD M, GUEGUEN R. *Les représentations de la santé - Bilan actuel, nouveaux développements*. Colloque INSERM, vol 128, 1989
5. HERTZLICH C. *Health and Illness*. London, Academic Press, 1973
6. HERTZLICH C. *Santé et maladie - Analyse d'une représentation sociale*. Paris, la Haye : Mouton
7. JOSEPH AE, PHILLIPS DR. *Accessibility and Utilization Geographical Perspectives on Health Care delivery*. Harper and Row, Londres, 1984

PREVENTION SECONDAIRE ET TERTIAIRE EN DIABETOLOGIE

Fabienne ELGRABLY

Le diabète, maladie chronique que l'on sait soigner mais non guérir, représente actuellement un problème majeur de santé publique en raison de :

- Sa prévalence évaluée à 2 % de la population française en 1980, soit environ un million de diabétiques. Ce chiffre a doublé en 15 ans [5].

- Son incidence évaluée à 1‰ en 1982 - incidence stable depuis 1979 [5]

- Sa mortalité : le taux de mortalité par diabète, ajusté sur l'âge, est d'environ 12 pour 100 000 et parait stable depuis 1970, mais il est probablement sous-évalué compte-tenu des omissions de la mention diabète dans les certificats de décès.

- Sa morbidité : le poids proprement médical des complications liées au diabète a été rappelé en 1980 par un comité d'experts de l'OMS [3]. Les cardiopathies et accidents vasculaires excédentaires sont multipliés par un facteur 2-3; la cécité est dix fois plus commune que dans la population générale; les gangrènes et amputations 20 fois plus fréquentes; le diabète est la seconde cause de néphropathie mortelle; il est à l'origine d'autres incapacités chroniques (neuropathies, infections, troubles de la fonction sexuelle).

- A l'Assistance Publique de Paris, le diabète occupe une place de choix. Selon les données du fichier OTARIE-DIAMI du service d'Epidémiologie de la Direction du Plan [6], le diabète apparaît être la première cause médicale d'hospitalisation adultes en court séjour, après l'accouchement normal et l'interruption volontaire de grossesse qui, comme chacun sait, ne sont pas des causes "médicales" d'hospitalisation.

- Le coût direct du diabète a été évalué en France à 7 711 francs par an pour le diabète insulinodépendant, 5 982 francs par an pour le diabète non insulinodépendant.

Ce coût représente le minimum de la dépense (sommation des coûts médicaux directs - hospitalisations - consultations - dépenses de laboratoire, de pharmacie, d'arrêt de travail) [8].

Problème de santé publique majeur, donc, que dans l'état actuel des choses on doit se contenter d'aborder par le traitement.

Les buts du traitement son multiples : à court terme, il s'agit d'assurer la survie et d'éviter le coma et la mort, à moyen terme d'assurer le confort de vie sur les plans sociaux, familiaux, professionnels, et à long terme, d'éviter ou de limiter les complications dégénératives chroniques invalidantes, par le contrôle de la glycémie et de la tension artérielle essentiellement.

Pour essayer d'atteindre ces buts, nous disposons de moyens thérapeutiques imparfaits qui associent des médicaments (comprimés et insuline), une certaine façon de s'alimenter, une hygiène de vie incluant l'activité physique, enfin une surveillance à laquelle le patient participe.

Parce que ces moyens thérapeutiques font appel à une modification des comportements des patients et à leur participation active, l'éducation des diabétiques est indispensable; il s'agit de former le diabétique à son diabète, afin qu'il puisse co-gérer sa maladie avec ses médecins.

La prévention secondaire et tertiaire en diabétologie s'est développée parallèlement suivant trois grands axes :

- le développement de l'éducation des patients,
- le développement de structures de soins légères : hôpitaux de semaine, de jour et de nuit,
- la proposition de stratégies d'éducation et de traitement adaptées à la chronicité de la maladie prévoyant l'utilisation planifiées de ces différentes structures.

I. DEVELOPPEMENT DE L'EDUCATION DES PATIENTS DIABETIQUES

a. L'éducation des diabétiques est indispensable mais également utile, et a déjà fait l'objet d'évaluations positives [2, 7].

b. Cette éducation est proposée essentiellement en milieu hospitalier par une équipe soignante composée au minimum de médecins diabétologues, infirmiers, diététiciens.

c. Eduquer un diabétique, c'est essayer de lui faire acquérir :

- un "savoir" : "connaissances théoriques" : par exemple les risques d'une hyperglycémie chronique, la composition des différentes classes d'aliments,
- un "savoir faire" : "connaissances pratiques" : par exemple les techniques d'autosurveillance des glycémies capillaires et de la glycosurie, la connaissance pratique des équivalences alimentaires,
- un "savoir être" : "comportements adaptés en situations" : par exemple avoir un comportement adéquat devant une hyperglycémie et être capable d'anticiper sa récidive, être capable de s'alimenter de façon équilibrée en toutes circonstances.

d. Cette éducation comporte différents aspects :

- son contenu : il est simple et bien connu; il s'agit de la liste des "rubriques" à aborder,
- son caractère : cette éducation peut être : globale, à la découverte du diabète par exemple; ponctuelle, en fonction des incidents, à la demande; réactualisée, au cours de sessions de recyclages,
- sa pondération par : l'histoire de la maladie diabétique tenant compte par exemple de la fréquence des incidents aigus, de la présence de complications chroniques...; le contexte social : mode de vie (seul ou pas, horaires de travail, activité physique, professionnelle); le contexte psychologique et l'acceptation de la maladie [1],
- son contrôle : l'acquisition des connaissances, essentielle, à vérifier au cours de sessions d'évaluation.

Cette éducation devrait être intégrée à chaque étape de soins et de traitement.

II. DEVELOPPEMENT DES STRUCTURES DE SOINS LEGERES AVEC VISEE EDUCATIVE

A côté des structures d'hospitalisation traditionnelle, en urgence, des structures légères de formation et de traitement planifiés se sont développées et comportent :

1. Des hôpitaux de semaine (du lundi au vendredi) dont les avantages sont les suivants :

Le "bilan" du diabète est bien sûr réalisé et les modifications thérapeutiques faites; l'éducation est dispensée de façon globale à l'occasion de cours programmés faits par les médecins diabétologues, les diététiciens et infirmiers du service (une douzaine d'heures de cours par semaine); la surveillance nocturne indispensable chez le diabétique à l'insuline est réalisée; les patients sont au contact d'une équipe soignante composée bien sûr de médecins diabétologues, d'infirmiers et diététiciens mais également de podologues, spécialistes vasculaires, ophtalmologues, psychologues, psychiatres et assistants sociaux.

Enfin la structure permet les échanges entre diabétiques, essentiels pour la dédramatisation de la maladie; il s'agit d'un véritable "bain de diabétologie", élément motivant pour la poursuite du traitement et de sa surveillance.

A ces avantages, on peut opposer des limites : la durée, il s'agit tout de même de 5 jours d'hospitalisation, et le coût.

2. Des hôpitaux de jour :

Sous le terme "hôpitaux de jour", des structures de concept très différent sont regroupées :

Les caractéristiques de l'hôpital de jour de l'Hôtel Dieu sont les suivantes :

- une journée de 8 heures passée à l'hôpital (7 h 30 à 15 h 30)
- pour un nombre limité de patients [8] accueillis par une équipe soignante composée d'un médecin diabétologue, d'une infirmière et d'une diététicienne,
- approche à la fois individuelle et de groupe des patients : approche individuelle (3 heures de consultation par patient au cours de la matinée avec les membres de l'équipe soignante); approche de groupe (des activités de groupe réunissent les patients et l'équipe soignante autour d'un thème principal : l'alimentation),
- démarche pédagogique totalement centrée sur le patient : une évaluation préalable et systématique des connaissances de chaque patient dans les domaines théoriques, pratiques et comportementaux

permet de découvrir les erreurs ou les lacunes de chacun; l'éducation est alors focalisée sur les quelques points névralgiques objectivés,

- au cours de cette journée d'hospitalisation, l'histoire du patient et de son diabète est reconstituée, tel un puzzle, par les membres de l'équipe soignante.

Cette formule, qui associe unité de lieu, équipe soignante et espace temps, permet la diffusion directe et rapide des informations à la fois entre les soignants, entre patients et soignants et entre diabétiques.

Ce climat privilégié donne la double possibilité d'offrir, bien sûr, le point des paramètres techniques, mais aussi l'échange, la réflexion, le partage du vécu, la prise de conscience à travers la parole et des données concrètes, comme l'examen attentif des résultats, la compréhension des dérapages thérapeutiques, l'histoire pondérale, le comportement alimentaire, les implications familiales et socio-professionnelles...

Le contenu d'une telle journée est dense, à la fois sur le plan du diabète et de l'investissement personnel, tant de la part des patients que des soignants.

Cette charge nécessite une étape de synthèse réalisée le jour même, dossier en main, au cas par cas, face au patient.

L'hôpital de jour cumule des avantages médicaux (médecine globale et coordonnée), sociaux (faible rupture familiale et professionnelle) et économiques.

3. Des hôpitaux de nuit (de 17 h jusqu'à 10 h le lendemain matin), permettant la surveillance nocturne des diabétiques traités à l'insuline, au sortir d'une journée habituelle et les adaptations thérapeutiques nécessaires (on est diabétique jour et nuit...).

4. Des consultations ambulatoires de médecins, d'infirmiers, de diététiciens.

Les consultations ambulatoires ont des avantages certains : organisation du traitement et du suivi des patients, poursuite de la relation individualisée médecin-malade, réponse à un problème ponctuel.

A ces avantages, on peut opposer des limites : la durée trop brève des consultations (on ne peut pas "tout faire"), et la perte de l'équipe soignante pluridisciplinaire.

III. UTILISATION DE CES DIFFERENTES STRUCTURES DANS LA PRISE EN CHARGE ET LE TRAITEMENT LONG TERME DES DIABETIQUES

Une planification du recours à ces différentes structures parait souhaitable, et nous proposons une journée d'hospitalisation par an, une hospitalisation de nuit annuelle et des hospitalisations de semaine tous les 3 à 5 ans, enfin des consultations intermédiaires avec le médecin diabétologue et le généraliste, dont la fréquence est à négocier avec chaque patient. Les bénéfices escomptés en terme d'évolution des connaissances et comportements des patients dans la gestion de leur maladie, de la fréquence et gravité des incidents aigus, du contrôle métabolique, seront bien sûr soumis à évaluation.

IV. RESULTATS ACTUELS ET CONCLUSIONS

Le développement des structures d'éducation et de traitement et des programmes d'éducation paraissent avoir les résultats sur le court et moyen terme mais pas sur le long terme.

1. **Les objectifs courts et moyens terme** du traitement semblent actuellement atteints [2, 7, 1]

- la fréquence des comas diabétiques est plus faible
- les grossesses diabétiques sont possibles
- les amputations des pieds sont davantage distales que proximales
- le "confort de vie" semble meilleur.

2. Les objectifs long terme ne sont actuellement pas atteints

Certes les connaissances des patients semblent actuellement très bonnes mais le contrôle métabolique (taux d'HbA1c : reflet de l'équilibre glycémique des derniers mois) n'est pas parfait; et nous n'avons pas trouvé de corrélation entre la qualité des connaissances et celles du contrôle [7].

Les connaissances sont nécessaires mais ne paraissent pas suffisantes pour assurer le contrôle métabolique et donc l'éviction des complications chroniques dégénératives et la surmortalité.

Les comportements associés au bon contrôle métabolique - et sur lesquels il serait possible d'agir par une action éducative - ne sont pas actuellement identifiés.

Nous avons besoin, maintenant, pour assurer la prévention secondaire et tertiaire du diabète, de passer à une nouvelle étape :

celle de l'identification des comportements nécessaires au bon contrôle métabolique et des facteurs favorisant, limitant, ou renforçant ces comportements, avant de développer des stratégies éducatives appropriées. Les facteurs psychologiques et environnementaux ne sont pas suffisamment pris en compte. Il nous faut faire un diagnostic éducatif selon l'approche préconisée par J. Chwallow (cf. Partie 3), et développer une collaboration étroite avec les psychologues, sociologues et méthodologistes avant de proposer des programmes d'éducation et de les évaluer.

Bibliographie :

1. ASSAL JP, EKOE JM, LACROIX A. *L'enseignement au malade sur sa maladie et son traitement : un succès thérapeutique, un échec du corps médical*. Journées de Diabétologie, 1984 : 193-207. Flammarion Médecine Sciences
2. ASSAL JP, MULHAUSER I, PERNET A, GFELLER R, JORGENS V, BERGER M. Patient Education as the basis for Diabetes Care and Clinical Practice. *Diabetologia* 1985, 28 : 602-613
3. Comité OMS d'experts du diabète sucré. 2ème rapport - 1 volume, 19 pages, série de rapports techiques - 646 OMS-GENEVE, 1980. Librairie Arnette, diffuseur Paris
4. ELGRABLY F, COSTAGLIOLA D, CHWALOW J, BERNE C, LENANOUX M, LAFFITTE A, DAZET D, BRUNEL M, SLAMA G, TCHOBROUTSKY G. Recherche de facteurs associés au bon contrôle métabolique chez 253 diabétiques insulino-traités. *Diabete Metab*, 1989, 16, 8
5. FONTBONNE A, PAPOZ L, ESCHWEGE E. Le diabète en France : prévalence et incidence. In : *De la recherche biomédicale à la pratique des soins*. 1er colloque CNAMTS-INSERM. vol 144. 1986. 61-72
6. *L'hôpital à Paris*. n° 99. 1987. p 22 (Fichier OTARIE-DIAMI du service d'Epidémiologie, Direction du Plan)
7. MILLER LV, GOLDSTEIN G. More Efficient Care of Diabetic Patients in a County Hospital setting. *N Engl J Med*. 1972, 286 : 1388-1391
8. TRIOMPHE A, FLORI YA, COSTAGLIOLA D, ESCHWEGE E. The Cost of Diabetes in France. *Health Policy*. 9. 1988. 39-48

LES COMPORTEMENTS D'EXPLOITANTS AGRICOLES FACE AU BILAN DE SANTE

Michel KERBAOL, Jean-Yves BANSARD,
Christine QUELIER, Jacques CHAPERON

I. LE CONTEXTE MSA EN ILLE ET VILAINE

Dès 1970, la MSA d'Ille et Vilaine a souhaité développer une politique d'animation et de prévention dans le milieu rural. Des bilans systématiques de santé furent d'abord mis en place, puis une stratégie d'éducation sanitaire, à l'aide de réunions communales thématiques, à partir de 1975. Les moyens de cette politique d'éducation sanitaire reposent sur trois principes :

. répondre à une demande de la population,

. être effectuée avec le concours des partenaires médicaux locaux,

. être gérée par le réseau hiérarchisé des inspecteurs cantonaux et délégués communaux, qui sont chargés par ailleurs de véhiculer l'information de la MSA vers les communes et vice-versa.

Jusqu'en 1975, 55 % des personnes invitées se rendaient au bilan de santé; depuis cette date, le taux de participation au bilan est passé à sa valeur actuelle de 65 %. Sans dire qu'il puisse y avoir une relation de cause à effet, on reste troublé par la concomitance du démarrage des réunions d'éducation sanitaire et l'augmentation du taux de participation.

C'est dans ce contexte que nous avons voulu savoir quelles étaient les motivations des agriculteurs à recourir ou non au bilan de santé, tout en cherchant à caractériser leur façon de gérer leur santé.

Pour atteindre cet objectif, nous avons réalisé une enquête auprès de tous les exploitants agricoles de 3 cantons ruraux du département. Cette enquête a été gérée sur le terrain par le réseau de la MSA et a obtenu un rendement de 65 % sur la base d'un décompte familial et de 55 % sur une base de décompte individuel.

II. METHODES

Dans un premier temps, nous avons réalisé 26 entretiens semi-dirigés auprès de personnes sélectionnées parmi les affiliés à la MSA. Certaines pratiquaient les bilans de santé, d'autres pas. toutes résidaient dans des cantons éloignés de ceux prévus pour l'étude. Par ailleurs, nous avons veillé à ce que l'échantillon soit le plus diversifié possible au point de vue de l'âge, du niveau de formation, du type d'activité agricole (ouvrier agricole, chef d'exploitation, etc).

Au cours de ces entretiens, nous avons enregistré leur vision du bilan de santé, leurs espoirs, leurs réticences et la manière dont ils voyaient leur santé et celle des autres. L'analyse du contenu de ces entretiens a permis de déterminer une vingtaine de prises de positions que nous avons nommées opinions. Ces opinions ont constitué le noyau central d'un questionnaire qui voulait aussi cerner :

- l'état de santé ressenti et le recours aux soins (17 questions),
- la connaissance et la pratique des bilans de santé (12 questions),
- le statut socio-économique (données de cadrage : 15 questions).

III. DU QUESTIONNAIRE A L'ANALYSE

L'évaluation quantitative des opinions a été faite dans trois cantons d'Ille et Vilaine. Le choix des cantons a été basé sur leur ruralité (pourcentage d'actifs agricoles important), leur éloignement mutuel, leur éloignement des centres urbains et leur taux de fréquentation au bilan de santé (fort, moyen et faible).

La gestion de l'enquête sur le terrain a été confiée à la MSA. Les inspecteurs cantonaux ont dirigé une distribution et une récupération centralisées des questionnaires. Les délégués locaux se répartissaient la tâche de distribution dans chaque foyer, à partir d'une liste nominative (exploitants et ayants-droit ressortissants de la MSA). Les enquêtés devaient remplir individuellement le questionnaire, et le remettre dans une enveloppe cachetée à leur délégué.

IV. RESULTATS

Pour cette étude, 1 695 questionnaires étaient exploitables. 1 337 (79 %) concernaient les personnes qui s'étaient rendues au moins une fois à un bilan, et 358 (21 %) les personnes qui n'y étaient jamais allées. Dans le texte, nous nommerons ces deux sous-populations respectivement bs-oui et bs-non (pour bilan de santé oui, et bilan de santé non).

A. La connaissance de l'existence des bilans

Si globalement 96 % des personnes interrogées connaissent l'existence des bilans de santé pratiqués par la MSA, environ 14 % des bs-non l'ignoraient. Il faut dire que 42 % des bs-non disent ne pas être convoqués. Ce fait peut s'expliquer pour les moins de 25 ans par une technique de sélection quinquennale basée sur le dernier chiffre de l'année de naissance. Par contre, pour les plus âgés, on est en présence soit d'une faille dans le système d'invitation, soit d'une conséquence directe de son mode de fonctionnement : ce sont les chefs de famille qui reçoivent une invitation familiale.

B. Les structures d'âge

La population des bs-oui est plus âgée que la population des bs-non. La différence nous a semblé suffisamment importante pour devoir procéder à une standardisation des réponses des bs-non par rapport à la structure d'âge des bs-oui.

C. L'accès aux soins et l'état de santé ressenti

Dans les deux populations, pratiquement tous les enquêtés ont un médecin de famille (97 %), et la fréquence des personnes qui ont rencontré un problème de santé au cours de l'année n'est pas significativement différente d'un groupe à l'autre (16 % / 17 %). 75 % des bs-oui et 78 % des bs-non estiment être actuellement en bonne santé. Les bs-oui ont par contre une consommation médicale plus importante, attestée par la prise de médicaments la semaine précédant l'enquête, par une plus grande fréquentation du médecin généraliste, par un accès plus fréquent au spécialiste et enfin par la réalisation plus fréquente d'analyses de sang.

D. L'esprit préventif

Si l'on examine les variables qui cernent un peu plus les aspects de prévention, on constate que les bs-oui sont plus nombreux (73 % contre 58 %) à être vaccinés contre le tétanos; ils sont aussi plus nombreux à suivre un régime et à faire du sport. Quant à l'esprit de prévoyance, il y est plus développé car 62 % contre 48 % ont souscrit une assurance complémentaire.

E. Le statut social

Les différences entre ces deux populations ne s'arrêtent pas là. Socialement, les célibataires sont plus nombreux chez les bs-non, les couples plus nombreux chez les bs-oui.

F. Les responsabilités collectives

Chez les bs-oui, le nombre de personnes qui déclarent participer à une activité collective (responsabilités électives publiques, associations diverses, mouvements professionnels) est environ deux fois plus grand que chez les bs-non.

G. L'adhésion aux principes de prévention

Dans une brochure intitulée "*Votre caisse de mutualité sociale agricole vous propose un examen de médecine préventive*", le premier paragraphe s'intitule "Un examen de médecine préventive gratuit : *pourquoi* ?

Première réponse : "*déceler précocement des maladies et donc les guérir plus facilement*"

Deuxième réponse : "*mettre en évidence des facteurs favorisant l'apparition de ces maladies, et donc entreprendre des mesures préventives (...), c'est incontestablement diminuer la gravité*". Plus loin, on peut lire "*Cet examen de médecine préventive vous est proposé tous les 5 ans, permettant ainsi de suivre l'évolution de votre état de santé*".

Le moins que l'on puisse dire, c'est que ces messages sont bien reçus par la population en général car le taux d'accord est supérieur à 78 % pour les opinions se rapportant aux thèmes développés dans la brochure. Ces taux sont supérieurs à 84 % chez les bs-ouI et à 88 % chez les bs-oui ayant participé à des séances d'éducation sanitaire.

H. La gratuité

L'argument de la gratuité est important. 49 % des participants sont en accord avec l'assertion "*j'y vais car il est gratuit*". 23 % n'iraient pas au bilan s'il était payant. Le fait d'avoir suivi des séances de formation fait légèrement baisser le taux d'accord avec l'opinion "*J'y vais car il est gratuit*" (47 % au lieu de 49 % chez les personnes n'ayant pas suivi ces formations), ainsi que celle de l'opinion "*je n'irais pas s'il était payant*" (20 % au lieu de 26 %).

Remarque : que les personnes qui ne participent pas au bilan puissent être d'accord avec l'opinion "*J'y vais car il est gratuit*" dans 22 % des cas, nous a paru curieux et pouvant, à la limite, mettre en cause la qualité des réponses de l'enquête. L'opinion "*je n'irais pas s'il était payant*" permet de lever selon nous le doute. Cette opinion est en fait une hypothèse : "j*e n'irais pas SI...*" obtient 23 % et 22 % d'accord tant chez les bs-oui que les bs-non. Ceci nous amène à penser que l'opinion "*J'y vais car il est gratuit*" a été comprise par les bs-non comme une hypothèse. Quelques personnes que nous savions être des bs-non ne nous ont pas contredit dans cette interprétation.

I. Invitation ou convocation ?

Alors que la brochure de la MSA et les documents que reçoivent les agriculteurs avant un bilan de santé parlent "*d'invitation*", c'est le mot "*convocation*" qui est utilisé par toutes les personnes qui ont participé à la préenquête. De plus le personnel de la MSA utilise aussi le mot *convocation* à la place d'*invitation*. Cet aspect de contrainte est fortement ressenti par les bs-oui qui sont 37 % à être d'accord avec "*On se sent obligé... car on est convoqué*", tandis que l'argument porte peu chez les bs-non (17 %).

J. L'utilité des bilans

Peu de personnes nient complètement l'utilité des bilans de santé (moins de 8 % chez les bs-oui, et paradoxalement 6 % chez les bs-non, mais on est aux limites de la significativité statistique). Si l'on précise les circonstances, le nombre de personnes qui mettent en doute l'utilité des bilans augmente, mais le clivage bs-oui/bs-non est important, ces derniers étant près de 30 % à considérer les bilans comme inutiles si l'on est suivi par son médecin. Et en corollaire à cette position, on observe la très forte préférence des bs-non pour que ce soit le médecin qui prescrive les examens.

K. Les arguments des bs-non

Pour justifier leur non participation, les bs-non invoquent d'une part le manque de temps, ils sont sans doute très pris par leurs activités - au point que seulement 8 % (contre 19 % chez les bs-oui) prennent des vacances -, et d'autre part, leur peur des prises de sang et de leurs résultats.

V. CONCLUSIONS

Au terme de cette promenade ardue parmi les nombres, nous pensons avoir étayé davantage l'une de nos hypothèses : la pratique des réunions d'information sur la santé n'est pas neutre. Les personnes qui y participent adhèrent plus que les autres à la notion de bilan de santé, à ses vertus, et à leur pratique (87 % de participation pour ceux qui ont suivi une formation, contre 68 % pour les autres).

Par ailleurs, nous retiendrons dans cette conclusion trois points qui nous ont paru importants :

- la forte relation qui existe entre l'âge, l'état de santé, l'existence ou non de problèmes ou d'inquiétude, le niveau de médicalisation avec la participation aux bilans de santé,
- l'importance accordée à la gratuité du bilan,
- l'aspect d'obligation ressenti par les participants comme le dit cette agricultrice de 56 ans : "*C'est le règlement. S'ils nous convoquent, c'est qu'ils en ont besoin*".

Remerciements

Cette étude a été menée à partir d'une recherche sur "Les usages sociaux du recours au bilan de santé en milieu rural" soutenue par un contrat de recherche externe de l'INSERM

Nous tenons à remercier ici l'ensemble des cadres de la MSA d'Ille et Vilaine, les inspecteurs et les délégués communaux qui n'ont ménagé ni leur temps ni leur peine pour que cette enquête soit réalisée dans de bonnes conditions.

Bibliographie :

1. ARFI C. *Les examens de santé en milieu rural*. Comment mieux vivre, n 4, Editions nouvelles et impressions
2. BARDEAU J. *La prévention*. Inspection Générale des Affaires Sociales, rapport annuel, 1973
3. BENSAID N. *La lumière médicale. Les illusions de la prévention*. Edition du Seuil (Collection Points-Actuels), Paris, 1981
4. BERTHIER A, MONTOVANI M, BERTHIER M. Modification de la stratégie de l'éducation pour la santé en milieu rural par une enquête sociologique et épidémiologique dans le département de l'Aude. *Rev Fr sante publique*, n° 40, 1987, 56-63
5. BOUVIER-COLLE MH, MANGUIN P, MINVIELLE D, COLLOMB P, JOUGLA E, ROBINE JM. Les pratiques de santé : une enquête dans la population. *CSMD*, n 3, 1981, 101-111
6. BONNEAU JR. La Mutualité Sociale Agricole vestige ou nécessité ? *Rev Fr Affaires soc*, n° 3, 1980, 171-187
7. C.C.M.S.A. : *Les examens de médecine préventive en agriculture. Evolution, réalisation, perspective*. 1987
8. CAPET C. Il y a "patient" et "patient". Diffèrentes manières de prendre sa santé en charge. *Cah GERM*, 1985, n 193/A
9. CHAMPEAU J, MICHOLET J. *De l'utilité de la prévention médicale par les examens de santé périodiques. De l'application de l'article L.294 du code de la Sécurité sociale*. Thèse de 3ème cycle d'Economie de la santé, Paris X, 1976
10. CHARRAUD A. La consommation médicale : disparités biologiques et sociales, évolutions significatives entre 1970 et 1980. *Solidarite Sante*, n 1-2, 1984, 13-26
11. CHICOU F, FAGNANI F, RADENAC H. Examens de santé systématiques et périodiques : étude critique et analytique des systèmes utilisables proposés. *Rev Epidemiol Sante Publique*, 1973, 21 : 2, 145-164
12. DEVOUASSOUX J. Protection sociale et recours aux soins médicaux de ville. *Solidarite Sante*, 1984, 1-2, 103-123
13. D'HOUTAUD A, POULIZAC H, SENAULT R. Enquête d'opinions et d'attitudes à propos d'un bilan familial de la santé. *Rev Int Educ Sante*, Genève
14. D'HOUTAUD A, TABCHI L, GUEGUEN R, LARCHER P, DEBIONNE FP. Hétérogénéité des caractères socio-culturels dans la catégorie des travailleurs manuels. *Cah Sociol Demogr Med*, n 3, XXIIIème année, 1983
15. DUBOIS G, MARTY J. L'examen de santé et les centres d'examens de santé en 1986. *Rev Med Assurance Maladie*, 1987, 3, p. 14 et suivantes
16. FAGNANI F. *Décision politique et changement social dans le domaine de la prévention*, 1973
17. FLOC'H A, GALLAIS P, GUEGUEN R, MONNEAU JP. *Etude de la représentativité des échantillons en médecine préventive. Approche de l'état de santé des non*

répondants à l'invitation à l'examen de santé. 5ème colloque national des centres d'examens de santé, Bordeaux, Juin 1981, 1-16
18. GOTTRAUX M. La construction sociale du champ de la préveniton. *Sci Soc Sante*, 1, 13-37
19. Groupe de travail sur les centres d'examens de santé : Perspectives possibles. Document interne confidentiel, octobre 1983
20. JOUFFRE E. *Appréciation de l'évolution des bilans biologiques systématiques réalisés sur une population supposée saine, par l'analyse des données*. Thèse de Médecine, Université de Rennes 1, 1979
21. de KERVASDOUE J. De l'assurance à la solidarité. *Prospective et santé*, 29 : 1984, 33-42
22. LAPLANTINE F. *La médecine populaire des campagnes françaises aujourd'hui*. Editions Universitaires Jean-Pierre Delarge, 1978
23. MARY M. Prévention santé en Mutualité Sociale Agricole, 1987
24. MERIAUX J. *Les examens médicaux systématiques de prévention. Etat actuel de la législation et propositions*. Thèse de doctorat 3ème cycle, Université de Bordeaux 1, 1977
25. MICHOLET J. Historique des examens de santé. Colloque examens de santé, *Symposium International Technicon*, 1971, 9-31
26. MIZRAHI A, ZOUAOUI A. La consommation médicale des populations agricoles. *Cah Sociol Demogr Med*, XVIIIème année, avril-juin 1978, 2, 84-91
27. Le Monde : *Les bilans de santé systématiques sont-ils justifiés* ? Le 8.11.73
28. MORMICHE P. Consommation médicale : les disparités sociales n'ont pas disparu. *Economie Statistique*, 1986, 189, 19-38
29. MORMICHE P. Pratiques culturelles, profession et consommation médicale. *Economie Statistique*, 1986, 189, 39-50
30. PELLE JC. *Communications personnelles*
31. PIERRET J. Commentaires. *Sci Soc Sante*, 1, 40-41
32. SOURNIA JC. Note sur les examens de santé - Etude présentée au groupe de travail Prévention du Ministère de la Santé publique et de la Sécurité sociale. Ronéo, janvier 1971
33. SOURNIA JC. *Ces malades qu'on fabrique. La médecine gaspillée*. Edition du Seuil, Paris, 1977
34. L'examen médical périodique. *Union Médicale du Canada*. Décembre 1979, n°12 supplément au volume 108

LA PREVENTION,
MOTIF DE CONSOMMATION
DE SOINS DE MEDECINS

Andrée MIZRAHI, Arié MIZRAHI

La prévention médicale constitue une part non négligeable de l'activité des médecins, environ 10 % des séances en pratique ambulatoire. Cette activité de prévention est essentiellement constituée d'examens (obligatoires ou volontaires), de vaccinations, de contraception; elle est pour la plus grande part effectuée par des généralistes, des gynécologues, des pédiatres et plus fréquemment par des médecins jeunes et des médecins femmes.

Les séances de médecins exclusivement consacrées à la prévention diminuent avec l'âge des patients; les indépendants (agriculteurs, commerçants et artisans) et les ouvriers font moins appel à la prévention médicale que les professions intermédiaires et les employés.

Le motif de la séance de médecin (visite au domicile du patient ou consultation dans un local professionnel) peut être obtenu auprès du praticien (enquête auprès des médecins) ou auprès du patient (enquête auprès des ménages). Seuls sont déclarés le ou les motif(s) de la séance (généralement maladie, symptôme ou trouble, ...); or dans chaque consultation médicale, plusieurs problèmes peuvent être traités, dont certains en particulier classés dans le chapitre "prévention"; il est vraisemblable que ces cas n'ont pas été tous déclarés, ou ont été déclarés de manière différente par les ménages ou les médecins : les chiffres disponibles seraient alors plus ou moins sous-estimés; de plus, l'importance du biais ainsi créé dépend de l'extension que chaque catégorie, de médecin ou de patient, donne à la notion de prévention comme motif de la séance; le biais peut ainsi être différent pour les groupes obtenus par ventilation selon les variables médecins ou patients : les résultats obtenus doivent être analysés avec prudence[1]. Seule une observation portant sur la prévention médicale, de manière détaillée et explicitant tous les cas où elle a lieu, pourrait fournir une information complète.

I. NATURE DES SEANCES DE PREVENTION

Une séance de médecin sur dix environ est consacrée à la prévention

Près de quatre séances de prévention sur dix sont occasionnées par des vaccinations ou la contraception.

Sur 100 séances de médecins, 13,2 % sont consacrées à la prévention d'après les médecins, 8,2 % seulement d'après les patients.

Un tel écart est dû en partie à des différences d'interprétation sur le contenu de la séance et l'extension qu'on peut donner au concept de prévention. En effet les informations fournies par les deux protagonistes, le médecin et le patient, sur le contenu des séances de médecins consacrées à la prévention diffèrent :

- La proportion d'examens systématiques est nettement plus élevée pour les médecins (5,7 %) que pour les patients (2,1 %), alors que c'est l'inverse pour les entretiens, examens non systématiques ou non obligatoires (respectivement 0,8 % et 3,2 %); on a en revanche des valeurs proches (6,5 % et 5,3 %) si on considère l'ensemble "examens systématiques et entretiens".
- La contraception est plus importante d'après les médecins (3,0 %) que d'après les patientes (1,1 %), cette différence peut être due à l'année d'observation (1980-81 et 1982-83).
- Les médecins déclarent en outre d'autres prestations telles que des entretiens sur les antécédents familiaux, avec des personnes ayant été en contact avec des malades contagieux, ou refusant de se soigner, des conseils diététiques,...
- Enfin la proportion de séances de vaccinations, dont la nature est bien définie, est relativement proche dans les deux enquêtes (respectivement 1,8 % et 2,2 %).

On étudiera successivement l'impact sur la prévention médicale des caractéristiques du praticien à partir de l'enquête auprès des

1 Ils sont, en outre, présentés ici de façon résumée. Les chiffres complets et détaillés sont disponibles au CREDES

médecins en pratique libérale de 1982-83, et de celles du patient à partir de l'enquête auprès des ménages de 1980-81.

II. QUELS MEDECINS DISPENSENT DE LA PREVENTION ?

A. Les généralistes et les spécialistes

Les généralistes effectuent les deux tiers des séances de prévention.

La prévention entraîne près de la moitié des séances des gynécologues et des pédiatres.

67,9 % des séances de prévention sont effectuées par des généralistes; cette proportion est encore plus importante pour les vaccinations, et pour les prestations diverses telles que discussions, conseils. Pour la contraception, en revanche, les spécialistes effectuent près de la moitié (49 %) des séances de prévention, et un tiers des examens systématiques (33,6 %) et des entretiens (35,8 %).

L'enquête de l'INSERM de 1975 auprès des médecins généralistes [2] fournit un taux de 11,3 % de séances de prévention, à mi-chemin entre les résultats de nos enquêtes auprès des médecins et auprès des ménages; la contraception est moins importante en 1975 (ce qui est prévisible), ainsi que les examens systématiques, la vaccination en revanche prend une plus grande place dans les séances de prévention.

Sur 100 séances de gynécologue, près de la moitié (46,8 %) sont des séances de prévention, près du tiers (31,6 %) quant à celles des pédiatres; la prévention constitue ainsi près de la moitié de l'activité de ces deux spécialités (respectivement 45,7% et 45,2 %). Cette part est au contraire très faible chez les psychiatres (2,16 %), les ORL (2,87 %) et les cardiologues (3,43 %)

B. L'âge et le sexe du médecin

Les femmes médecins effectuent plus de séances de prévention que leurs confrères masculins.

Les médecins les plus jeunes (moins de 45 ans) ont une activité de prévention légèrement supérieure à celle de leurs confrères plus âgés (respectivement 12,2 % et 9,9 % des séances).

Les médecins femmes consacrent 18,1 % de leurs séances à la prévention et les hommes 11 % seulement, ceci tient en partie aux spécialités qu'elles exercent.

L'enquête de l'INSERM en 1975 conclut à un taux de séances de prévention indépendant du sexe du médecin; cette différence de résultats peut être due à l'accroissement des séances de contraception entre 1975 et 1982.

C. La prescription médicale

Une séance de prévention est suivie près d'une fois sur deux d'une prescription pharmaceutique.

Les séances de prévention, comme les autres séances de médecins, peuvent être suivies de prescriptions ou d'envois à un spécialiste.

Les prescriptions de pharmacie, d'imagerie et d'auxiliaires, l'envoi à un spécialiste sont moins fréquentes à l'issue de séances de prévention qu'à celle de séances motivées par une maladie (ou trouble ou symptôme). Seules les prescriptions de biologie sont plus fréquentes (en raison sans doute de la contraception qui représente, rappelons-le, près de 25 % des séances de prévention médicale).

III. POUR QUELS PATIENTS ?

A. L'âge et le sexe

Le quart des séances de prévention sont consacrées aux nourrissons (de moins de 2 ans), un quart aux enfants et adolescents (2 à 15 ans).

Le nombre de séances de prévention par personne est 15 fois plus important chez le nourrisson que chez la personne âgée mais dès l'âge de 2 ans la décroissance est rapide.

La part des séances de prévention dans l'ensemble des séances de médecins diminue aussi considérablement avec l'âge, elle est 13 fois plus importante pour le nourrisson que pour la personne âgée. Cependant, le nombre total de recours aux médecins par personne (séances de soins et de prévention) augmente avec l'âge du fait de l'accroissement de la morbidité, et l'on peut penser que certains d'entre eux donnent lieu à des conseils en dehors de la maladie, motif déclaré de la consultation : il n'est donc pas certains que, globalement, l'activité de prévention médicale diminue autant avec l'âge qu'il n'apparaît au vu des chiffres.

A tous les âges, les femmes font davantage appel à la prévention médicale; ce résultat est en partie dû aux précautions liées aux mesures contraceptives puisque c'est entre 16 et 39 ans que la différence entre les deux sexes est la plus importante.

La ventilation selon l'âge, dans l'analyse des données de l'enquête de l'INSERM en 1975 est différente de la nôtre; cependant le taux de séances de prévention varie selon un même profil avec l'âge dans les deux enquêtes.

B. La catégorie socio-professionnelle individuelle

Ce sont les professions intermédiaires et les employés qui ont le plus recours aux séances de prévention, les agriculteurs et les indépendants le moins.

Compte tenu de leur recours aux médecins, les ouvriers ont relativement peu de séances de prévention et les chômeurs beaucoup.

Le recours aux séances médicales de prévention est fortement lié à l'activité professionnelle et au milieu social, appréhendé ici par la catégorie socio-professionnelle, ventilée en 8 catégories d'actifs et 3 d'inactifs.

Ces résultats sont sensiblement différents de ceux de l'enquête de l'INSERM en 1975 : il est vraisemblable que les médecins connaissent mal la catégorie socio-professionnelle de leurs patients.

En dehors des inactifs (enfants, étudiants et retraités dont la consommation est fortement influencée par leur âge), le nombre de séances de prévention par personne est 2 fois et demi plus important pour les professions intermédiaires, que pour les agriculteurs.

Sur le plan des catégories socio-professionnelles (et en dehors des inactifs), le nombre de séances de prévention par personne est faiblement lié au nombre de séances de médecin par personne (coefficient de corrélation de 0,23).

Les professions intermédiaires et les employés ont une consommation de soins de médecins et une proportion de séances de prévention relativement élevées, et ces deux catégories se situent sur la droite d'ajustement[2] (cf. figure ci-après); en sens inverse, la consommation de soins de médecins et les proportions de séances de prévention des exploitants agricoles et des indépendants sont relativement faibles, ces deux catégories se situant cependant légèrement au-dessus de la

2 Cette droite a été ajustée sur données pondérées, en excluant les enfants-étudiants et les retraités, pour lesquels l'effet d'âge modifie trop la relation étudiée

droite d'ajustement; les cadres supérieurs occupent une position moyenne pour les deux variables, avec également une proportion de séances de prévention légèrement au-dessus de la droite d'ajustement; les ouvriers (ouvriers qualifiés, ouvriers spécialisés et manoeuvres) ont une consommation moyenne de soins de médecins et un taux de séances de prévention relativement faibles, puisqu'ils se situent en-dessous de la droite d'ajustement; les chômeurs, avec une consommation de soins de médecins légèrement inférieure aux ouvriers, font nettement plus appel à la prévention médicale.

Séances de prévention / séances de médecins

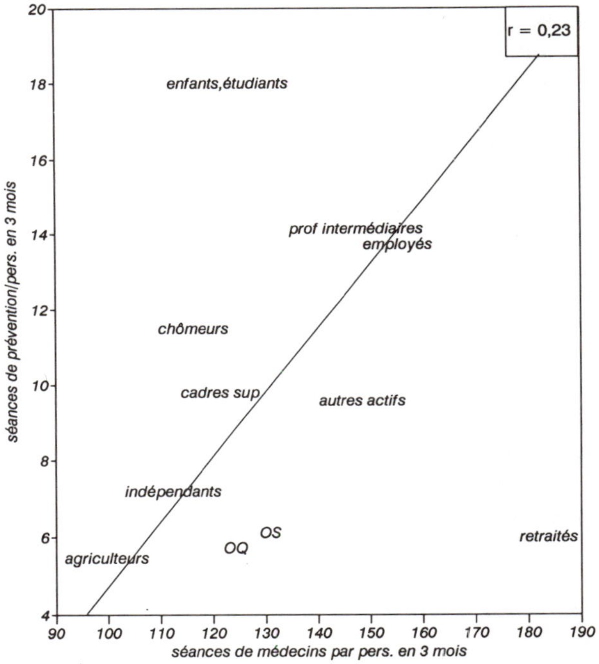

Bibliographie :

1. LECOMTE Th, MIZRAHI An, MIZRAHI Ar. *Présentation de l'enquête nationale 1980-81 sur les consommations médicales*. Paris, CREDES, 1980/7, 41 pages
2. BUCQUET D, COLVEZ A, HATTON F. La prévention en médecine générale. *Sci Soc Sante*, vol. II, n° 1, février 1984
3. LE FUR Ph, SERMET C. *Clientèle, morbidité, prescriptions en médecine libérale, échantillon national 1982-1983*. Paris, CREDES, 1985/5, 412 pages

BILANS DE VIE / BILANS DE SANTE

Les attitudes préventives à l'épreuve des situations de vie et des trajectoires socio-culturelles

Françoise BOUCHAYER

Dans le domaine de l'éducation pour la santé, un constat est maintenant bien établi : le fait, pour les individus, de savoir, d'être informé, ne suffit pas pour qu'ils adoptent des attitudes estimées "bonnes" pour la santé. A ce sujet sont fréquemment évoqués divers facteurs et phénomènes explicatifs d'ordre psycho-sociologique : on parle de dissonance cognitive, d'ambivalence quant au désir d'être et de se maintenir en bonne santé, du sens que peuvent revêtir les attitudes "à risques" ou encore de pré-requis nécessaires en matière de conditions de vie pour que les comportements préventifs soient recevables et intégrables dans des modes de vie donnés.

Il s'agira, ici, de mettre l'accent sur des processus plus proprement sociologiques se rapportant à la question générale des relations entre le social et la santé. Ce thème a donné lieu à de nombreux travaux, et résultats. Par contre, ce que le rapport à la santé doit aux caractéristiques des trajectoires socio-culturelles et des situations de vie n'a, en France, pas vraiment débouché, jusqu'à présent, sur des problématiques de recherche plus spécifiques.

Les résultats que nous présentons sont issus d'une recherche traitant de ces questions[1]. Ce travail a été conduit sur la base d'une série d'entretiens approfondis menés auprès de femmes âgées de 40 à 55 ans, actives pour la plupart, appartenant aux catégories

---

1 BOUCHAYER F. *Bilans de vie/bilans de santé*. Rapport à la santé et trajectoires socio-culturelles. Rapport de fin de recherche, MIRE, 1989, 246 p. + annexes

"professions intermédiaires" et "employées", de nationalité française. L'analyse du matériau recueilli a permis de dégager des corrélations assez massives entre des types de trajectoires socio-culturelles et des modes de rapport à la santé. Plus précisément, il apparaît que les attitudes vis-à-vis de la santé, de la maladie et de la médecine (et donc de la prévention) sont fonction d'une histoire et une "dynamique" de vie plutôt que le simple produit de caractéristiques sociales, culturelles et de conditions de vie considérées à un moment donné.

La notion de *trajectoire socio-culturelle* recouvre plusieurs ordres de données et de processus : l'origine sociale, le niveau d'instruction et la qualification professionnelle obtenus, la position sociale acquise par la profession exercée, l'appartenance socio-professionnelle du conjoint (autrement dit tout ce qui se rapporte aux phénomènes de mobilité sociale); sont également à prendre en compte les événements de vie ("positifs" ou "négatifs") dont certains sont à l'origine d'une inflexion dans la trajectoire de vie, ainsi que ce qui relève des processus de maîtrise et de décalage socio-culturels.

Par *maîtrise socio-culturelle* nous voulons parler des ressources non proprement économiques qu'un individu peut mettre en oeuvre pour disposer d'un certain pouvoir sur la conduite de son existence et pour faire face aux événements qui se présentent. L'idée de *décalage socio-culturel* renvoie à la distance, aux distorsions existantes entre d'une part la position sociale et le mode de vie à l'âge adulte, d'autre part le capital socio-culturel disponible, ainsi que les aspirations et le projet de vie au moment de l'entrée dans la vie adulte.

Nous pensons que le rapport à la santé est fonction de ce type d'éléments et de déterminismes. La formulation de *rapport à la santé* recouvre trois ordres de données : 1) l'état de santé, comprenant une part non négligeable de troubles psycho-somatiques ou fonctionnels (qui n'en sont pas moins des troubles réellement ressentis); 2) des pratiques de consommation médicale; 3) des représentations, un discours, un vécu relatifs au corps, à la maladie, à la médecine et au recours aux soins. Ces données se présentent et s'organisent en fonction d'un certain nombre de facteurs et de déterminismes sociaux dont ceux précédemment évoqués.

I. LES DIFFICULTES D'EXISTENCE : D'ORDRE CONJONCTUREL, OU D'ORDRE STRUCTUREL

La trajectoire de vie d'un certain nombre de femmes, dans le groupe étudié, a été marquée par la confrontation à des événements douloureux : importantes difficultés professionnelles du conjoint (chômage, faillite), problème de couple (séparation, divorce, veuvage), en particulier. Les périodes de vie difficiles que ces événements génèrent peuvent s'étaler sur un à quatre ans, et sont suivies de phases de "rattrapage" donnant lieu à un réaménagement de l'existence dans le sens d'une reprise en main, d'une meilleure maîtrise que celle préexistante à ces événements; il peut s'agir de l'acquisition d'une formation professionnelle, ou simplement du fait de rentrer dans la vie active, de la reconstruction d'une vie de couple plus satisfaisante, etc. Il importe de souligner ici que ces processus de sortie d'une période difficile et d'inflexion positive de la trajectoire sociale et professionnelle prennent place au sein d'histoires de vie qui ne sont pas marquées, sur un long terme, par un décalage entre d'une part le capital socio-culturel et le projet de vie à l'entrée dans la vie adulte et d'autre part le mode de vie qui a été mis en place ultérieurement.

Les choses se présentent de manière différente pour les femmes qui, sur un plus long terme, disposent d'un faible degré de maîtrise dans la conduite de leur existence et ont à faire face, de manière chronique, aux tensions et insatisfactions alimentées par des décalages socio-culturels; ces deux phénomènes s'entretiennent mutuellement l'un l'autre. Ces femmes ont connu une trajectoire de mobilité ascendante, où la distance prise avec le milieu d'origine (milieu modeste, ouvrier et/ou rural) a été fréquemment associée à une mobilité géographique et à un processus d'émigration-transplantation à l'entrée dans la vie adulte. Ensuite, l'installation dans un mode et des conditions de vie donnés a débouché sur des désillusions par rapport au projet de vie initial. Ces désillusions apparaissent largement entretenues par les vives insatisfactions et contrariétés liées à l'emploi occupé et aux conditions de travail : temps de trajet, fatigue, faible rémunération, mauvaises relations avec les collègues ou l'encadrement mais aussi travail perçu comme ennuyeux, peu gratifiant, etc. Les situations qui engendrent les plus fortes insatisfactions et tensions sont celles où les aptitudes, le niveau d'études et les compétences professionnelles acquises ne coïncident pas avec l'emploi occupé, que le poste soit surqualifié ou sous-qualifié.

Dans ce deuxième cas, on n'observe pas, le plus souvent, de processus de mise en place de nouvelles perspectives existentielles, caractérisées par un meilleur degré de concordance socio-culturelle. Nombre de ces femmes disent attendre l'âge de la retraite pour pouvoir aménager une existence qui leur convienne davantage et vivent dans l'espoir d'une vie meilleure, remise à plus tard.

II. LES RELATIONS ENTRE CES TRAJECTOIRES ET SITUATIONS D'EXISTENCE ET LE RAPPORT A LA SANTE

Plus d'un tiers des femmes appartenant à l'un ou l'autre groupe présenté ci-dessus a traversé des périodes de vie très fortement marquées par des phénomènes que nous avons qualifiés de "somatisation/médicalisation" : apparition de pathologies diverses s'enchaînant dans le temps pendant une ou plusieurs années. Les similitudes entre ces divers épisodes sont frappantes par le caractère lourd et non anodin tant des manifestations pathologiques que des prises en charge médico-thérapeutiques : dépression nerveuse grave ayant nécessité plusieurs mois d'hospitalisation en institution spécialisée, interventions chirurgicales multiples ayant le plus souvent donné lieu à l'ablation d'un organe ou d'une partie d'organe (hystérectomie, ovariectomie, thyroïdectomie, ablation de kystes), traumatismes graves dûs à des accidents de voiture à répétition, etc.

Ces épisodes ont pris place lors des périodes de vie difficile réactionnelles à des événements douloureux, pour les femmes du premier groupe. La sortie de ces périodes va de pair avec la fin de ce qui a été vécu comme un enfermement dans la maladie et la médicalisation. Pour les femmes du deuxième groupe, ces épisodes constituent davantage des phases paroxystiques d'un malaise plus permanent et d'un rapport à la santé grevé par des symptômes et des pathologies vécues sur un mode douloureux et envahissant, handicapant, tant physiquement que psychologiquement et moralement : allergies, céphalées, obésité, douleurs rhumatismales, état dépressif ou anxiété, consommation importante de psychotropes sur de longues périodes, etc.

III. LES ATTITUDES A L'EGARD DE LA MEDECINE

Ces attitudes sont particulièrement intéressantes à prendre en compte pour notre propos. Les épisodes de "somatisation-médicalisation" s'accompagnent de multiples recours et traitements. A posteriori, ces femmes en parlent comme d'un engrenage infernal au sein duquel elles ne disposaient plus d'aucune marge de manoeuvre, où elles passaient d'un spécialiste à un autre, d'un traitement à un autre, avec pour certaines les désagréments supplémentaires des manifestations iatrogènes : intolérances médicamenteuses ou effets secondaires nécessitant la prescription d'un traitement venant s'ajouter aux autres, etc. La sortie de cet engrenage s'organise de manière concomitante à la mise en place de nouveaux recours révélateurs, et initiateurs, de l'émergence d'autres modalités de rapport à la santé physique et mentale. Ces recours s'amorcent par la "rencontre" avec un praticien prestataire d'écoute et de soutien moral tout autant que de techniques thérapeutiques : pour l'une il s'agit d'un médecin acupuncteur installé à proximité, d'autres commencent à ce moment-là une psychothérapie ou une psychanalyse. Nous avons qualifié ces secours de "recours-soutien". On les retrouve préférentiellement chez les femmes sortant de périodes difficiles d'ordre conjoncturel. Celles-ci, au moment où nous les avons rencontrées, font part du soulagement qu'elles ont éprouvé lorsqu'elles ont pu "refaire surface", arrêter de prendre des médicaments (en particulier des psychotropes), disposer d'autres issues que celles de la maladie et de la médicalisation à outrance.

D'autres femmes réagissent par des attitudes de prise de distance parfois assez catégorique à l'égard de tout recours médical. La médecine est dans ces cas perçue comme un mauvais objet dont il importe de se tenir à l'écart et c'est de manière très déterminée, et argumentée, que certaines refusent de consulter pour le suivi de pathologies comme l'hypertension, ou de symptômes tels que des douleurs pelviennes, thoraciques ou ostéo-musculaires, tout en sachant très bien que ces choix sont désignés par beaucoup comme n'étant "pas raisonnables". Elles préfèrent "faire avec" leurs maux et aménager divers "recours profanes" : auto-médication, relaxation ou détente, lorsque cela est possible, etc. Ces attitudes d'évitement sont plutôt le fait des femmes qui sont dans une situation de malaise socio-culturel d'ordre structurel.

D'une manière générale, ces femmes établissent très explicitement un lien de cause à effet entre leur situation de malaise psychologique et social et leurs problèmes de santé.

IV. QUESTIONS POUR LA PREVENTION

On n'observe pas de rapports à la santé tels que ceux qui viennent d'être présentés chez les femmes qui se trouvent dans des situations de vie caractérisées par un meilleur, voire un bon, degré de maîtrise et de concordance socio-culturelles. Pour ces femmes, les attitudes de recours et de prévention se présentent de manière plus "classique" : comportements "pondérés" d'usagers informés et avertis et ce, quels que soient les états de santé ou de maladie présentés.

Les cas dont nous avons parlé ici tendent à souligner le caractère de filtre, d'obstacle ou au contraire de potentialisateur que représentent les effets conjugués des trajectoires et des situations de vie à l'égard de ce que, le plus souvent, les individus[2] savent déjà en matière de prévention et de comportement souhaitables pour se maintenir en bonne santé, ou pour se soigner. Ces observations amènent à s'interroger aussi non seulement sur le sens et la raison d'être mais aussi sur les dimensions positives de ce qui peut paraître, à premier abord, comme irrationnel et qui s'apparente à des conduites de désocialisation du rapport à la santé comme les comportements d'évitement.

Ces attitudes de maintien à l'écart de la médecine, de ses professionnels et thérapeutiques peuvent être interprétées comme des vecteurs d'autonomisation et de recherche de maîtrise sur des situations et modes de vie peu satisfaisants. Nous l'avons vu, au sein de certains contextes d'histoires de vie, les institutions "emploi" et "travail" tout particulièrement induisent des contraintes et des effets néfastes auxquels ces femmes peuvent difficilement se soustraire; par contre les attitudes qu'elles mettent en place à l'égard de la médecine leur offrent davantage une marge de manoeuvre sur laquelle elles peuvent jouer, disposer d'un certain pouvoir.

On voit donc aussi qu'en ce qui concerne le domaine des conduites à l'égard de la médecine, et celui des comportements de prévention, les paramètres sociaux à considérer ne doivent pas se limiter à des données facilement objectivables telles que l'appartenance socio-professionnelle ou les conditions de vie. La prise en compte de ce qui renvoie à une approche des situations d'existence et du sens que revêtent, dans ces situations et pour les individus, le rapport aux institutions de la société et à la gamme des pratiques sociales pouvant être mises en oeuvre par eux, débouche sur de nouvelles perspectives de compréhension des phénomènes observés.

---

2 Tout au moins les femmes appartenant aux catégories sociales sur lesquelles a porté cette recherche.

DIFFERENCIATIONS SOCIALES DANS LES COMPORTEMENTS DE PREVENTION

Pierre AIACH, Dominique CEBE

La question des différenciations sociales en matière de prévention est importante, du fait des enjeux politico-scientifiques qui s'y rattachent. En effet, connaître les éventuels déterminants sociaux de ces comportements peut conduire à adopter des stratégies préventives spécifiques lorsqu'il s'agit de promouvoir la santé, présente et future, d'une population. S'il s'avère, par exemple, que c'est le niveau d'information, lui-même corrélé au niveau d'instruction, qui apparaît comme le principal facteur jouant dans le comportement de prévention, alors l'action de prévention passera avant tout par l'amélioration de l'information auprès de ceux dont le niveau d'instruction est le plus bas. S'il s'avère que ce sont d'autres facteurs qui prédominent comme le réseau social de la personne concernée, la façon dont elle "perçoit" sa santé ou encore le pouvoir qu'elle s'accorde sur celle-ci, alors les actions de prévention devront être conçues différemment. Comme nous le verrons, les choses sont complexes et aucune explication de type unifactoriel ne semble pouvoir rendre compte des divers comportements de prévention, qu'il s'agisse de prévention primaire ou secondaire -dépistage-.

Les différenciations observées dans certains comportements spécifiques de prévention - ou de dépistage - sont analysées ici en fonction de plusieurs facteurs sociaux susceptibles d'avoir une influence : le sexe, l'âge, la catégorie socio-professionnelle, le niveau d'études, l'activité ou la non-activité, le statut matrimonial. Précisons que ce texte est le résultat d'une analyse de la littérature, en langues anglaise et française, effectuée à partir d'une recherche bibliographique par le système Medlars. Il ne prétend, en aucun cas, avoir fait le tour des publications consacrées à la question des différenciations sociales dans les comportements de prévention étant donné que seuls les articles qui, d'après les résumés proposés, "paraissaient" les plus pertinents ont été retenus[1].

Après avoir présenté plusieurs pratiques spécifiques de prévention en fonction des facteurs sociaux susceptibles de favoriser ou d'entraver leur adoption, nous aborderons la question de leur caractère uni ou multidimensionnel. Ensuite, nous ferons état d'explications avancées par les auteurs étudiés pour rendre compte des comportements différentiels constatés.

I. LES PRATIQUES DE PREVENTION/DEPISTAGE

A. L'auto-examen des seins (AES)

En France, une étude menée en Lorraine sur 29 345 femmes examinées dans des centres de médecine préventive en 1986-87 [1*] montre que, pour ce qui est de la pratique déclarée de l'AES, plusieurs des facteurs qui nous intéressent interviennent :

- L'**âge**, la pratique de l'AES étant maximale chez les femmes de 45 à 54 ans, minimale chez les femmes les plus âgées et croissant progressivement entre 18 et 54 ans; "la plupart des auteurs s'accordent pour dire que la connaissance et la pratique de l'AES sont inversement corrélées avec l'âge : ce sont les femmes les plus âgées, donc les plus exposées au risque, qui s'auto-examinent le moins [20**, 27**, 29**, 30**, 43**, 45**, 47**, 90**]; quelques-uns ne retrouvent pas ce rôle de l'âge" [4**, 84**].

- Le **niveau d'étude**, faible ou nul chez les femmes qui s'auto-examinent le moins; "la pratique de l'AES apparaît en général liée positivement au niveau d'éducation [27**, 45**, 46**, 47**, 90**], bien que certains auteurs en nient l'influence" [4**] .

- Le **statut matrimonial** : les femmes qui n'ont pas de vie de couple s'auto-examinent moins; "L'auto-palpation est effectuée plus fréquemment si la femme est mariée [27**, 90**], ou vit avec son partenaire sexuel [4**] que si elle vit seule".

- Pour ce qui est de la **catégorie socio-professionnelle**, cette étude lorraine n'a pas montré de liaison significative avec la pratique

1 Les documents analysés sont marqués d'un * dans le texte, tandis que les références bibliographiques marquées ** correspondent à des articles cités dans les précédents documents.

déclarée de l'AES, mais plusieurs autres auteurs ont mis, eux, en évidence une relation positive entre le niveau socio-économique et cette pratique [20**, 27**, 46**, 47**]; un auteur en nie l'influence [4**].

B. L'examen clinique des seins par un médecin

Une enquête de l'INSEE de 1986-1987 [31*] étudie, notamment, la pratique de cet examen ainsi que celle du frottis du col de l'utérus. Ce qui ressort des résultats, c'est que :

- La fréquence de ce dépistage varie fortement avec l'âge, allant de moins de 20 % à 80 %. Les femmes les mieux suivies ont entre 30 et 50 ans, les moins bien surveillées sont les plus jeunes (18-19 ans) ou celles âgées de 70 ans et plus.
- L'adoption de ce comportement préventif est deux fois plus fréquente chez les titulaires d'un baccalauréat ou d'un diplôme supérieur que chez les femmes sans diplôme (80 % contre 40 %).
- Il existe des écarts importants selon la profession des femmes : de 80 % de femmes cadres ayant subi l'examen, on passe à 66,8 % chez les employées, 51,5 % chez les ouvrières et à 34,8 % chez les agricultrices.
- On remarque une différence très forte entre les inactives, qui sont mal surveillées, et les actives. A tous les âges, les inactives n'ayant jamais travaillé sont les plus mal suivies.

C. L'examen clinique et radiologique des seins

Nous avons abordé cette question à travers plusieurs études anglaises et américaines :

- Hobbs [44*] compare trois groupes de femmes de 50 à 79 ans : celles qui ont accepté de participer à ce type de dépistage, celles qui ont refusé et celles qui se sont présentées de leur propre initiative.

Pour ce qui est de l'âge, les participantes et les non-participantes sont plus comparables entre elles qu'à celles qui se sont présentées de leur propre initiative : les non-participantes sont plus âgées que celles qui ont accepté, mais les "volontaires" sont beaucoup plus jeunes, avec très peu de femmes de plus de 60 ans.

Le pourcentage de femmes inactives est aussi assez semblable entre les non-participantes (68 %) et les participantes (59 %) mais très différent pour le 3ème groupe (30 %).

Pour les classes sociales, la différence entre participantes et non-participantes est peu importante, mais, par contre, plus marquée pour les "volontaires", dont le niveau est plus élevé.

- French [32*] compare des femmes de 45-64 ans ayant participé, ou non, à un dépistage de ce type et montre que si l'âge des femmes est le même dans les deux échantillons, il y a cependant un peu plus de femmes célibataires, veuves, divorcées ou séparées parmi les non-participantes.

Il existe un différentiel entre les classes sociales, 67 % des participantes appartenant aux classes III - manuelles -, IV et V contre 87 % pour les non-participantes. 75 % des participantes et 57 % des non-participantes sont actives (respectivement 36 % et 22 % à plein temps).

- Plusieurs auteurs [42*, 62*, 92*] notent que les femmes qui refusent de participer à cet examen sont plutôt plus âgées, ont un niveau d'études plus bas et appartiennent à une catégorie socio-économique moins élevée que celles qui acceptent.

- Une étude de Calnan [18*] porte sur des participantes et des non-participantes, de 45 à 64 ans, à des séances de dépistage clinique (examen physique et mammographie) : si les non-participantes sont plus susceptibles d'être célibataires ou veuves et d'avoir plus de 60 ans, en revanche, ni la classe sociale ni l'âge auquel les études ont été poursuivies ne sont significatifs (ce que l'auteur explique en partie par le manque relatif de femmes appartenant aux classes sociales IV et V dans l'échantillon).

- Un article d'Eardley [25] comporte une analyse bibliographique qui apporte les résultats suivants quant aux facteurs socio-démographiques influant sur la participation des femmes au dépistage clinique et radiologique du cancer du sein :

Dans quatre études [15*, 28**, 44*, 98**] les femmes plus âgées sont sous-représentées, mais 2 études ne trouvent pas de différences significatives [32*, 62*].

Dans quatre études [32*, 48**, 56**, 98**], statut socio-économique de bas niveau et non participation sont associés mais ne le sont pas dans deux études [18*, 44*].

Trois études analysent la participation en fonction du statut matrimonial : l'une d'entre elles [18*] montre que les non participantes sont, significativement, plutôt veuves ou célibataires, une autre [32*] que les femmes mariées sont plus nombreuses à participer et la troisième, réalisée aux Pays-Bas, qu'il n'y a pas de différence entre les groupes [98**].

- Une étude américaine [85*] aboutit à des conclusions très proches à partir d'un échantillon de 1 495 femmes à qui une mammographie était proposée. Bien qu'elle ne fasse pas apparaître de différences entre les groupes pour l'âge et le statut matrimonial, elle montre qu'il existe des différences significatives entre participantes et non participantes sur le plan de la qualification professionnelle et du nombre d'années d'études. Les refus sont plus souvent le fait de femmes moins qualifiées, ayant un nombre d'années d'études moins important.

D. Le frottis du col de l'utérus

Nous avons étudié les résultats de quatre recherches réalisées en France, en Grande-Bretagne et aux Etats-Unis.

- En France, dans l'enquête INSEE de 1986-87 [31*], on voit que pour le frottis du col de l'utérus, comme pour l'examen clinique des seins, ce sont les femmes entre 30 et 50 ans qui sont les mieux suivies, les moins bien surveillées étant les plus jeunes (18-19 ans) et les femmes de plus de 70 ans.

Il y a, de nouveau, deux fois plus de femmes ayant subi l'examen chez celles qui ont le baccalauréat ou plus (81,4 %) que chez celles qui n'ont pas de diplôme (43,2 %).

Pour la catégorie sociale, un parallèle peut être fait, là encore, avec l'examen du sein : les pourcentages concernant le frottis du col vont de 33 % pour les agricultrices à 78,6 % pour les cadres supérieurs (employées 69,9 %; ouvrières 52,4 %).

- En Grande-Bretagne, les résultats d'une étude sur les femmes mariées, ou l'ayant été, de 35 à 69 ans, résidant à Cardiff [26*], et auxquelles la possibilité d'effectuer un frottis cervical était offerte, sont les suivants :

Les comparaisons entre les femmes ayant accepté ou refusé le frottis montrent que le taux d'acceptation décroît nettement avec l'âge, passant de 91,7 % pour les 25-29 ans à 25,8 % pour les 65-69 ans, ce qui a déjà été constaté dans plusieurs autres études [51**, 63**, 88**, 89**].

Ce taux d'acceptation décroît aussi régulièrement de la classe sociale I (81 %) à la classe V (52 %), l'écart maximal entre les taux de ces deux classes étant de 28 % pour la tranche 50-54 ans, l'écart minimal de 9 % pour les 25-29 ans.

Ce taux est un peu plus élevé chez les femmes mariées que chez celles qui sont veuves, séparées ou divorcées, pour chaque tranche d'âge et chaque groupe social.

- Dans des études plus anciennes [64**, 92**], figure déjà le fait que, comme pour le dépistage du cancer du sein, les femmes qui refusent les frottis cervicaux sont plutôt plus âgées, ont des revenus plus bas et appartiennent à des groupes socio-économiques moins élevés que celles qui acceptent.

- Peters [73*] a étudié, aux Etats-Unis, les obstacles empêchant les femmes présentant un risque de cancer du col de subir un dépistage. Selon elle, on avait déjà montré que les femmes qui refusent un frottis du col de l'utérus sont, par rapport à celles qui acceptent, plus âgées [71**, 86**], plus pauvres [71**, 86**], moins instruites [69**, 71**], et plus souvent non mariées [69**, 71**]; la caractéristique des femmes non dépistées la plus régulièrement observée est le bas statut socio-économique, qu'il soit mesuré par le revenu [40**, 54**, 69**, 71**, 80**] ou par le niveau d'instruction [69**, 71**].

Dans sa propre recherche, Peters montre que les femmes plus âgées ont moins de frottis récents, tandis que les femmes à plus hauts revenus et plus instruites ont plus tendance à avoir subi des frottis plus récents ou plus fréquents.

Etre mariée est aussi lié positivement au fait d'avoir été contrôlée. D'après des études antérieures, les femmes non mariées sont, non seulement, moins contrôlées quand ce contrôle est laissé à leur initiative [80**] mais également moins enclines à répondre favorablement à une proposition de dépistage [71**] ou à un deuxième examen lorsqu'un premier frottis contient des cellules anormales [69**].

- Les conclusions de Taylor [96*] ne sont pas différentes car, se basant sur les résultats d'une enquête annuelle auprès des ménages sur les pratiques de santé, il souligne que certains groupes de femmes ne sont pas contrôlés de façon adéquate et que les moins contrôlées sont, entre autres, les pauvres et les personnes âgées, alors que ce sont des groupes à risque.

E. Le radiodépistage de la tuberculose

Une enquête réalisée en France [61*], dans le Bas-Rhin, auprès de 6 176 adultes, montre que lorsqu'on compare les groupes de personnes "venues" ou "non venues" subir cet examen, il y a, très significativement, plus de sujets âgés de 35 à 74 ans parmi les "venus" et plus d'âges extrêmes parmi les "non venus", mais que la répartition par sexe est la même dans les deux groupes. Le comportement des sujets est lié à leur situation professionnelle au moment du dépistage : la participation des femmes au foyer et des travailleurs indépendants est très bonne, moyenne pour les retraités et faible pour les salariés. Le niveau scolaire joue aussi un rôle important, la proportion de niveaux primaires étant plus élevée parmi les "venus" (86,3 %) que parmi les "non venus" (76,8 %).

F. Les maladies cardio-vasculaires

Une étude suisse [36*], portant sur un échantillon de population important, avait pour objectif d'amener une population à accepter un examen de santé initial et d'étudier sa participation à cet examen avec, à long terme, un objectif préventif de "sensibilisation au problème de la prévention".

L'étude des participants spontanés (s'étant présentés après la diffusion de messages mais sans sollicitation particulière) à l'examen initial et de ceux qui se sont abstenus montre que "la dimension qui fait apparaître les différences les plus importantes et les plus systématiques entre les deux groupes considérés... concerne la situation et la position de classe, telles qu'on peut les repérer à travers la catégorie socio-professionnelle. Les individus occupant les positions inférieures - ouvriers non qualifiés et semi-qualifiés - sont fortement sous-représentés. Les participants spontanés comptent davantage d'âges moyens que les non participants qui, eux, sont sur-représentés aux extrêmes de l'éventail...".

La comparaison entre les participants spontanés et les participants sollicités intensivement par lettres et visites montre que "la participation spontanée est corrélée avec l'élévation dans la hiérarchie culturelle, économique ou sociale. Ainsi, on trouve... deux fois plus de revenus supérieurs à 5 000 francs dans l'échantillon spontané que dans l'échantillon sollicité. Dans la même logique, on rencontre trois fois moins d'ouvriers non qualifiés et semi-qualifiés (6,4 % contre 22,8 %) et deux fois plus de couches supérieures (14,4 % contre 6,2 %)

dans le premier groupe que dans le deuxième; quant aux couches moyennes, elles sont aussi largement sur-représentées dans l'échantillon spontané (64,5 % contre 51,6 %).

G. Le dépistage de l'hypertension artérielle

Dans une étude américaine [91*] sur la participation à une première visite de suivi après un dépistage d'HTA, on voit que les individus qui participent en plus grand nombre sont les mariés par rapport aux non mariés, les actifs par rapport aux sans emploi et les personnes à niveau d'instruction élevé.

II. LES COMPORTEMENTS VIS-A-VIS DE LA PREVENTION-DEPISTAGE

Dans certaines publications figurent de brèves considérations ou des analyses sur l'attitude générale de certains groupes d'individus vis-à-vis de la prévention/dépistage et sur leurs comportements par rapport à plusieurs types d'actions préventives.

- Dans l'enquête de l'INSEE sur le dépistage des cancers du col et du sein [31*], il existe certaines associations entre les actes de prévention : "Prévention du cancer du col et prévention du cancer du sein vont de pair... et les femmes cadres sont évidemment beaucoup mieux suivies que les ouvrières... Cette prévention très médicale... se développe parallèlement à d'autres attitudes préventives qui ressortent, elles, de l'hygiène de vie : régime et sport, et arrêt du tabac : 67 % des femmes de 20-49 ans qui mènent une "vie saine" ont la meilleure prévention des cancers contre 56 % de celles qui ne font pas cet effort, comme 69 % de celles qui ont arrêté de fumer contre 58 % de celles qui continuent à le faire et la même proportion de celles qui n'ont jamais goûté ce plaisir".

- On trouve chez des auteurs anglais le fait que des participantes à un dépistage du cancer du sein sont plus enclines que les non participantes à s'engager dans d'autres démarches préventives [18*] : une recherche [32*] montre que davantage de participantes (sein) ont subi un frottis cervical (84 % contre 65 %) et davantage à leur propre demande (20 % contre 9 %), les participantes étant aussi plus nombreuses à subir des contrôles dentaires réguliers (33 % contre 15 %).

- Hobbs [44*] dans sa comparaison de trois groupes de femmes ayant, ou non, participé à un examen radiologique du sein, analyse leurs comportements vis-à-vis des frottis cervicaux, des radiographies thoraciques et des contrôles dentaires.

Pour le recours au frottis, les "volontaires" sont différentes des deux autres groupes : seules 10 % d'entre elles n'ont jamais eu de frottis contre 77 % des refus et 59 % des participantes; elles ont, aussi, davantage utilisé la radiographie thoracique et les différences demeurent lorsqu'on effectue des comparaisons par groupe d'âge. L'utilisation du recours au contrôle dentaire était déclaré par 31 % des refus, 35 % des participantes et 76 % des "volontaires".

- Dans son étude comportant 125 femmes de 45-64 ans ayant refusé de se rendre dans un centre de dépistage pour subir un examen du sein et 21 femmes ayant accepté, Maclean [62*] étudie les comportements de santé de ces deux groupes pour lesquels quelques différences significatives apparaissent :

Les non participantes sont 67 % à ne pas utiliser de produits "bons pour la santé" (vitamines, plantes...) contre 38 % pour les participantes.

58 % des participantes se rendent régulièrement chez le dentiste pour contrôle, 26 % des non participantes. 63 % de ces dernières s'y rendent uniquement pour des soins, contre 42 % des participantes.

71 % des participantes ont déclaré avoir subi un frottis cervical contre 41 % dans l'autres groupe.

Avant que l'usage de la ceinture de sécurité ne devienne obligatoire, 30 % des participantes la mettaient toujours et 60 % des non participantes.

- L'étude de Peters [73*] sur le dépistage du cancer du col de l'utérus montre que les femmes qui ne se sont pas fait suivre durant leurs grossesses sont aussi celles qui n'ont pas subi de frottis du col et que, manifestement, elles ne seraient pas vraiment orientées vers la prévention.

- Par contre, Bowling [13*] cite plusieurs auteurs montrant qu'il n'existe pas de logique dans les schémas de comportement et qu'il n'y a pas toujours de relation entre l'adoption de pratiques saines et l'utilisation de services de prévention [57**, 67**, 95*]. Seuls quelques comportements de santé semblent associés comme le fait de ne pas fumer et la pratique de l'exercice physique [79**], et chez les adolescents l'usage du tabac, de l'alcool et des drogues [50**]. Le tabagisme, l'obésité, la mauvaise nutrition et l'inactivité physique ne sont en général pas associés [55**]. Elle précise cependant qu'on a encore assez peu étudié la relation entre ces pratiques (ou états) et le recours aux services de prévention.

- Pill et Stoott [74*] ont étudié dans quelle mesure comportements de dépistage et de prévention sont liés et pratiqués par les mêmes personnes, en l'occurrence 204 mères de familles galloises, ouvrières, de 25 à 40 ans.

Selon ces auteurs, les recherches entreprises aux Etats-Unis montrent que le comportement préventif n'est pas unidimensionnel mais multidimensionnel. Rien ne vient réellement prouver qu'il existe chez les individus une tendance à la prévention, un seul comportement médicalement approuvé ne constituant, en aucune façon, un signe d'intérêt pour la santé [103*]. L'utilisation d'un service de médecine préventive n'est pas automatiquement associée à l'utilisation d'autres services [37*] et lorsqu'on élargit le champ des comportements étudiés en y incluant des pratiques approuvées par le corps médical, mais n'impliquant pas nécessairement de consulter, le tableau se complexifie encore. Il existe probablement plusieurs dimensions dans le comportement préventif, dont la plupart sont indépendantes, et chacun des schémas de comportement a probablement sa propre dynamique.

L'analyse des attitudes et comportements en matière de santé des 204 ouvrières galloises - moins susceptibles de profiter des services de santé ou d'avoir des pratiques de santé médicalement approuvées que des femmes de niveau socio-économique plus élevé - a permis d'étudier, dans un contexte britannique, les questions soulevées dans la littérature américaine. L'étude a porté, d'une part, sur un groupe de comportements de "dépistage", c'est-à-dire des comportements préventifs traditionnels nécessitant, en général, un recours à des professionnels et peu d'implications de l'intéressée une fois sa décision prise (auto-palpation des seins, frottis, visite chez le dentiste); elle a porté aussi sur des comportements de "prévention", des habitudes impliquant des choix quotidiens définis par les professionnels de la santé comme susceptibles de prévenir la maladie et demandant un investissement permanent de la part de l'individu mais aucun recours au médecin (pas de tabac, activité physique régulière, pas ou peu d'alcool, sept à huit heures de sommeil par jour, etc.).

Les résultats montrent qu'il existe peu d'associations entre comportements de dépistage et de prévention, ce qui confirme l'hypothèse de l'aspect pluridimensionnel des comportements préventifs. Les facteurs associés aux comportements préventifs sont : un niveau d'instruction supérieur au minimum, travailler, recevoir des autres une aide supérieure à la moyenne, être persuadée que ce qu'on fait aura des conséquences sur l'avenir. Cependant, une grande part de la variance reste inexpliquée, dans ce travail et dans d'autres [15*, 22**, 52** 78**]. La participation à la vie sociale est une autre variable positivement corrélée à des pratiques de prévention comme les vaccinations et les check up [14**, 22**, 39**, 70**].

Les femmes ayant le plus de risques de ne pas s'occuper d'elles-mêmes ont trois enfants ou plus au domicile et sont significativement moins susceptibles de travailler, d'être restées à l'école ou de croire que leurs actions influenceraient l'avenir. Ceci va dans le sens des résultats de Calnan [16*] qui avait dans son échantillon un groupe ne pratiquant aucune forme de prévention : des femmes plus âgées, ne travaillant pas, ayant quitté l'école avant 15 ans et socialement isolées.

Finalement, d'après les résultats, on voit qu'il existe une importante série de facteurs socio-démographiques et d'attitudes et que leurs combinaisons varient selon les différents comportements préventifs. Les auteurs concluent qu'il est peu probable qu'on découvre une variable unique qui réduirait de façon importante la variance inexpliquée dans la compréhension théorique des comportements de prévention .

- D'après l'étude de Grand [35*] sur les pratiques de santé dans une population âgée (60 ans et plus) en milieu rural, en Haute-Garonne, les hommes, plus nombreux à déclarer "faire quelque chose pour se maintenir en bonne santé", ont une approche plus préventive que les femmes; ils sont deux fois plus nombreux à pratiquer "le maintien des activités" et plus particulièrement "l'exercice physique" (qu'ils pratiquent, cependant, surtout pour le plaisir et à un moindre degré pour la santé) ou "à se ménager, éviter les excès".

- L'enquête santé de l'INSEE de 1980 [21*] permet de voir que plusieurs indices - en dehors de leurs recours préventifs plus fréquents à un médecin - révèlent un "habitus préventif" des catégories supérieures : la moindre consommation de tabac et d'alcool et la pratique beaucoup plus fréquente chez eux de régimes alimentaires et de la gymnastique.

Une remarque, cependant, en ce qui concerne les régimes alimentaires : les résultats montrent bien que les cadres supérieurs sont beaucoup plus nombreux que les exploitants agricoles ou que les ouvriers, par exemple, à "suivre un régime amaigrissant", mais on peut se demander quelle est la part de préoccupation d'ordre préventif et la part d'ordre esthétique qui intervient lorsqu'on suit un régime de cet ordre.

- Calnan [16*] a étudié les comportements préventifs de 2084 femmes de 45 à 64 ans. Selon lui, on a déjà montré que de nombreux facteurs sociaux, psychologiques et démographiques influencent la décision individuelle d'adopter différentes formes de comportements de santé [3**, 65**] mais on ne sait pas vraiment si les mêmes personnes participent à différents types de programmes [77**, 103**] et si, par conséquent, ces comportements sont un phénomène unidimensionnel, multidimensionnel ou un regroupement de différentes activités [58**].

Il cherche à savoir si les mêmes femmes utilisent différents types de services préventifs - frottis du col de l'utérus, examen clinique des seins ou mammographie ou les deux, contrôles dentaires réguliers - et adoptent différentes formes de comportements préventifs à titre personnel - régimes alimentaires pour raisons de santé, pas de tabac, exercice physique, utilisation de la ceinture de sécurité en voiture -. L'étude inclut des caractéristiques dont on a montré, par ailleurs, qu'elles sont associées à des types de comportements préventifs : la présence d'un réseau de soutien social [78**], le "locus of control" [99**] et des caractéristiques socio-démographiques (classe sociale, niveau d'instruction, âge, statut matrimonial et professionnel).

Les résultats font apparaître les relations statistiques entre les sept formes de comportement : toutes les associations sont positives et statistiquement significatives (à un faible niveau, toutefois). Les relations statistiques semblent plus fortes entre les diverses utilisations des services de prévention qu'entre les comportements personnels. Les femmes ayant déclaré utiliser l'un des trois services de prévention sont plus susceptibles d'appartenir à un contexte familial "cadre", d'être plus jeunes, mariées, d'avoir quitté l'école à 16 ans ou plus et de travailler. Les non fumeuses ont ces mêmes caractéristiques socio-démographiques par rapport aux fumeuses. Les femmes qui suivent des régimes pour raisons de santé sont plus jeunes et mariées, mais il n'y a pas de différence sur le plan de la classe sociale ou du niveau d'instruction. Par contre, celles qui pratiquent régulièrement l'exercice physique, surtout pour raisons de santé, viennent plutôt de contextes "cadres" et ont quitté l'école à 16 ans et plus, mais il n'y a aucune différence concernant l'âge et le statut matrimonial. Les femmes ayant un important réseau de soutien social se font plus volontiers faire un frottis du col de l'utérus ou vont davantage chez le dentiste pour des contrôles réguliers, mais la pratique des cinq autres formes de comportement préventif n'est liée positivement qu'au nombre d'amis proches. Les femmes avec un niveau élevé de "contrôle", c'est-à-dire un fort sentiment de pouvoir contrôler leur santé, ont plus tendance à suivre un régime pour raisons de santé et à pratiquer régulièrement l'exercice physique.

Des analyses discriminantes montrent les variables qui différencient le mieux entre la pratique ou la non pratique des sept différents types de comportements préventifs. Certaines variables sont parmi les meilleurs discriminants de l'utilisation des services de prévention, d'autres des comportements individuels. Par exemple, alors que l'âge et le statut professionnel apparaissent toujours parmi les meilleurs discriminants de l'utilisation des services de prévention, le contrôle sur la santé, le statut de santé et le niveau de discipline vis-à-vis des instructions médicales sont apparus parmi les discriminants du comportement personnel.

Cependant certaines variables apparaissent parmi les meilleurs discriminants dans presque toutes les analyses : le comportement par rapport aux consultations, le statut matrimonial, le réseau d'amis et, en particulier, le niveau d'instruction et surtout la classe sociale apparus parmi les discriminants les plus forts pour six des différents comportements préventifs, à l'exception du frottis cervical.

Le comportement préventif peut donc, selon Calnan, être constitué d'un certain nombre de dimensions différentes, et on ne peut pas affirmer que les individus les plus "actifs" dans la gestion de leurs besoins de santé préfèrent adopter des comportements individuels tandis que les plus "passifs" préfèrent utiliser les services de prévention. Le fait que certains types de comportements personnels sont fortement associés avec l'utilisation des services de prévention montre que, si on veut identifier des multi-dimensions, l'analyse doit porter sur un large éventail d'activités.

Certains de ces résultats viennent soutenir l'hypothèse unidimensionnelle, étant donné que toutes les interrelations entre les différents types de comportements sont positives et statistiquement significatives. Un groupe particulier ne pratique, par exemple, aucun type de comportement de prévention : des femmes plus âgées, ne travaillant pas, ayant quitté l'école avant 15 ans et plutôt isolées socialement.

Cependant, le modèle uni-dimensionnel présente aussi de sérieuses limites étant donné que les interrelations entre les sept comportements préventifs sont faibles. On peut faire observer que les variables incluses dans l'analyse étaient limitées et que d'autres, comme le revenu, auraient pu apporter une meilleure contribution. Malgré cela, les résultats montrent que les types différents de comportements préventifs peuvent être le produit de contextes spécifiques avec des opinions particulières sur le comportement ou sur l'objet de ce comportement et sur certaines circonstances qui peuvent l'accompagner. Le fait que des facteurs socio-démographiques, en particulier le niveau d'instruction et la classe sociale, aient été importants dans les analyses, montre que les explications concernant les comportements de santé doivent tenir compte de l'influence des facteurs structurels. Cependant la recherche ne montre pas comment elles influencent la décision, par exemple à travers la façon dont elles interviennent dans la perception de la santé et de son contrôle.

- Dans son dernier ouvrage, Blaxter [9*] analyse les résultats d'une enquête nationale britannique sur la santé et les modes de vie et, en particulier, sur le tabagisme, la consommation d'alcool, l'exercice physique et le régime alimentaire, éléments du mode de vie les plus "pratiqués volontairement" et "indubitablement liés à la santé", en se demandant, toutefois, si leur pratique est toujours "volontaire". En effet, le régime alimentaire peut dépendre, en partie, des revenus et des aliments disponibles sur le marché, tandis que le tabagisme et la consommation d'alcool peuvent être considérés moins comme des habitudes personnelles que comme des normes culturelles. Néanmoins, ce sont quatre éléments du mode de vie qui sont considérés comme étant sous la propre responsabilité de l'individu et qui interviennent dans un mode de vie "sain", bien qu'ils ne constituent pas nécessairement un ensemble et qu'on ne puisse pas déduire de la pratique de l'un la pratique d'un autre [16*].

Elle étudie ce à quoi chaque comportement est corrélé : le tabagisme est fortement corrélé avec le niveau d'instruction et avec la classe sociale; la consommation d'alcool correspond à ce qu'on trouve habituellement, avec une plus forte consommation des hommes, en particulier jeunes et issus de milieux populaires. L'exercice physique est fortement corrélé avec l'âge et, chez les moins de 60 ans, il fait partie du mode de vie de personnes à niveau d'instruction élevé, non manuelles. En ce qui concerne le régime alimentaire, un "bon" régime, tel qu'il est défini par les nutritionnistes, est plus fréquent chez les femmes que chez les hommes (un fort pourcentage d'hommes, jeunes en particulier, ont très peu de bonnes habitudes alimentaires) et est lié positivement au niveau d'instruction, à la classe sociale et au revenu.

Dans quelle mesure les quatre comportements "malsains" sont-ils liés chez le même individu ? On sait, selon elle, que tabac et alcool sont associés et qu'une très grosse consommation d'alcool s'accompagne, en général, d'un mauvais régime. Mis à part ces associations connues, les liens apparents entre ces comportements reposent sur le fait que chacun est corrélé à la classe sociale et au niveau d'instruction.

Il existe un stéréotype de l'individu qui mène une vie saine - non fumeur, buvant modérément, pratiquant le jogging, des sports et choisissant avec soin un régime "naturel" (pauvre en sucres et graisses et riche en fibres) - et, à l'autre extrême, celui de l'individu qui ne se préoccupe pas de sa santé et à qui les messages des éducateurs s'adressent principalement. Dans quelle mesure ces personnes existent-elles réellement et quelle proportion de la population représentent-elles ? Le tabac et le "mauvais" régime sont les plus étroitement corrélés pour les deux sexes et pour tous les âges. Tabac et alcool sont aussi associés mais moins fortement. L'association entre régime et alcool est différente pour les hommes (pour lesquels l'alcool est corrélé à un mauvais régime) et pour les femmes (où il est corrélé à un bon régime). L'alcool est aussi toujours associé pour les hommes non manuels et pour les femmes avec un haut niveau d'exercice physique.

Finalement, pour l'exercice et le régime, il y a une différence entre hommes et femmes. Pour les femmes, quelle que soit la classe sociale, un bon régime est corrélé avec un haut niveau d'exercice et, pour les hommes, la corrélation n'est forte que chez les manuels. En général, c'est pour les jeunes hommes manuels que l'association entre les comportements est la plus forte. Pour ce groupe, tous les comportements, sauf l'alcool, sont corrélés et ceux qui adoptent l'un des comportements "malsain" sont enclins à adopter les autres.

Le comportement le "meilleur" - pas de tabac, peu d'alcool, bon régime et beaucoup d'exercice - ne concerne que 20 à 25 % des femmes de moins de 60 ans et encore moins d'hommes (10 %) ou de femmes plus âgées. Le "pire" - fumeurs et gros buveurs avec un mauvais régime et peu d'exercice - comprend très peu de femmes et seulement 7 % des hommes.

Comment les types de comportements sont-ils distribués en relation avec des caractéristiques comme le revenu, le niveau d'instruction, la classe sociale ? Dans la catégorie des comportements "tous bons", il y a nettement plus de non manuels et de niveaux d'instruction et de revenu élevés. Dans les comportements "tous mauvais", on trouve plutôt les chômeurs parmi les jeunes, les mariés sans enfants ou célibataires vivant seuls et, parmi les personnes âgées, celles vivant seules. Les travailleurs manuels non qualifiés et leurs femmes sont le groupe professionnel le plus représenté, mais il y a aussi des taux assez élevés parmi les jeunes hommes ayant des emplois qualifiés, parmi les patrons de petites entreprises, les contremaîtres d'âge moyen et les agriculteurs retraités.

C'est seulement parmi les hommes d'âge moyen que la classe, et le revenu à l'intérieur de la classe, produisent des différences systématiques. Une proportion plus faible d'hommes manuels avec de hauts revenus mène une vie malsaine que de non manuels avec de bas revenus. Cependant, chez les hommes jeunes et chez les hommes âgés, la dimension classe semble dominante avec peu d'effet du revenu; par contre, chez les femmes, l'effet du revenu apparaît prédominant.

Blaxter conclut que la plupart des gens n'ont pas un mode de vie entièrement sain ou malsain et que les types de comportement doivent être vus dans le contexte de vies individuelles. Le "comportement" est défini ici de façon étroite en termes de pratiques approuvées médicalement alors que beaucoup de gens peuvent considérer d'autres pratiques comme plus importantes pour la santé.

III. EXPLICATIONS PROPOSEES CONCERNANT LES DIFFERENCES OBSERVEES

Des explications concernant les différences observées dans les comportements de prévention/dépistage en fonction des différents critères considérés sont proposées par certains des auteurs étudiés :

- Hobbs [44*] explique le comportement des "volontaires" pour un examen du sein par la "motivation" et par leur très grande confiance dans l'efficacité du traitement précoce.

- Aubry [1*] considère qu'"Au total, le seul facteur apparaissant comme clairement déterminant dans la pratique de l'auto-examen des seins est l'existence d'un suivi gynécologique régulier" (selon l'âge, 54 à 72 % d'AES pour les régulièrement suivies, et 27 à 35 % pour les non suivies). Une hypothèse pouvant expliquer ce lien serait "l'éventualité d'un enseignement de la technique d'auto-examen par le médecin à l'occasion de la visite gynécologique". La moindre pratique de l'AES chez les femmes de plus de 55 ans s'expliquerait par un "effet-génération".

- Pour French [32*], le centre de dépistage du cancer du sein a été perçu comme un lieu à risque par les non participantes et les trois-quarts d'entre elles ont eu peur qu'un cancer soit découvert. 36 % des participantes avaient également peur de la découverte d'un cancer mais, dans l'ensemble, elles ont perçu le dépistage sous un aspect positif (être rassurée, possibilité de traitement précoce). 72 % des non participantes et 13 % des participantes avaient peur que leur vie soit bouleversée en cas de découverte de cancer.

- Dans l'étude de Maclean [62*], il existe sur la question du "fatalisme" une différence significative entre les participantes et les non participantes à un examen du sein : 78 % des non participantes et 43 % des participantes sont d'accord avec l'idée qu'il "ne faut pas aller à la recherche des problèmes de santé - on sait bien assez tôt que quelque chose ne va pas".

- Rutledge [85*] analyse ce qui a pu influencer la participation ou la non participation de femmes à un dépistage (mammographie) selon leurs "opinions sur la santé" (Health Belief Model) et montre que les participantes se sentent, significativement, plus menacées par le cancer du sein et pensent tirer un plus grand bénéfice de la mammographie que les non participantes. Par contre, la gravité de cette maladie n'a pas été perçue de façon différente dans les deux groupes, ce qui ne semble pas étonnant étant donné que cet élément du HBM serait peu prédictif des comportements de prévention [49**].

- Peters [73*] propose une explication concernant le fait que les femmes mariées subissent plus régulièrement des frottis du col de l'utérus que les femmes non mariées : être mariée amène à porter davantage d'intérêt à sa propre santé et/ou à avoir un mode de vie plus stable favorisant des visites régulières chez le gynécologue. Elle cite une étude suédoise [41**] comparant participantes et non participantes à un programme de dépistage de masse du cancer de l'utérus, dans laquelle la différence la plus significative entre les deux groupes est que les examens gynécologiques sont jugés beaucoup plus désagréables par les non participantes. De même, les femmes qui ne sont pas retournées subir un second examen gynécologique trouvent le premier test beaucoup plus désagréable ou gênant que celles qui y sont retournées [86**].

- Charraud [21*] pour ce qui est de l'attitude préventive des cadres évoque, d'une part, la "vision du corps", bien typée, voire archétypique, qui prévaut chez les cadres et qui peut se résumer par le proverbe "Mieux vaut prévenir que guérir" et, par ailleurs, "la culture ouvrière" dont "les réticences à l'égard de toute prévention" sont "partie intégrante".

- Selon Bowling [13*], les études épidémiologiques ne donnent, en général, aucune explication quant aux différences, bien connues, entre classes sociales [6**, 7**, 8**, 17**] pour ce qui est de la réceptivité à l'information sur ce qu'est un mode de vie "sain", et de l'utilisation des services de prévention davantage utilisés par les personnes appartenant aux groupes socio-économiques les plus élevés [6**, 53**, 76**, 102**].

Selon elle, il existe trois théories de base concernant les différentiels de classes quant à l'utilisation des services de santé : 1) La thèse sur la culture de pauvreté [82**, 83**] selon laquelle les communautés où règnent pauvreté et bas statut social développent, en réponse à leur situation, une culture basée sur la passivité et le fatalisme. La culture de pauvreté inclut l'acceptation d'un bas niveau de santé et est incompatible avec une image de la santé tournée vers l'avenir. 2) Le clivage classe moyenne/classe ouvrière [97**] : il existerait une ligne de partage entre elles avec des différences sur le plan professionnel, des modes de vie nettement distincts et des attitudes caractéristiques. 3) L'approche coût/bénéfice [60**] : le rapport coût/bénéfice dans l'utilisation des services de santé, tel qu'il est perçu par des individus de différents niveaux sociaux (par exemple pour consulter les bas revenus dépendront davantage des transports en commun, devront se déplacer plus loin, auront des professions manuelles avec perte de salaire...). C'est la théorie mise en avant en 1980 dans le rapport Black [6**].

D'après Bowling, quelques études se sont penchées sur l'influence du réseau social en tant que facteur permettant de mieux comprendre les comportements de prévention et l'adoption des modes de vie "sains" [66**, 70**]. D'autres théories ont été avancées pour expliquer les différences entre classes sociales, comme celle de Friedson [33**] qui pense que les idées des classes moyennes les rendent proches des médecins étant donné qu'elles partagent, avec ceux-ci, des valeurs communes.

Elle cite une étude qui montre que les pratiques de prévention sont plus fréquentes chez les personnes qui prétendent avoir un meilleur contrôle de leur santé future [38**] et rappelle les deux schémas théoriques qui ont été utilisés afin d'analyser les opinions sur la santé : le modèle "health beliefs" (HBM : perceptions subjectives du profane concernant les maladies et convictions selon lesquelles la santé d'un individu est - ou n'est pas - déterminée par ses comportements) [2**, 3**] et le modèle "locus of control" (perception par les individus du degré de contrôle qu'ils ont sur leur vie) [59**, 81**, 94**, 100**]. On a étudié le lien entre HBM et comportements de santé préventifs [100**, 101**] et entre HBM et utilisation des services de prévention/dépistage [2**] et de nombreux chercheurs ont trouvé peu - ou pas du tout- de relations entre les opinions et les comportements [5**, 15*, 19*, 24**, 68**, 72**, 93**]. Le modèle "locus of control" expliquerait mieux les comportements que le HBM [34**].

- Blaxter/Patterson [10**] considèrent qu'une conception non positive de la santé pourrait expliquer la participation plus faible des groupes socio-économiques de bas niveau aux programmes de prévention, les classes sociales plus élevées définissant la santé en termes plus positifs; la façon de définir la santé pourrait être un indicateur de ce qu'on en attend et, dans une certaine mesure, un déterminant des comportements de santé.

- Coulter [23**] a étudié les notions de santé et de maladie et il en ressort que les classes sociales I et II soulignent l'importance du régime alimentaire, de l'exercice physique et du tabagisme sur la santé, tandis que les classes IV et V insistent davantage sur l'influence de facteurs socio-économiques tels que le chômage, les (bas) revenus, et les (mauvaises) conditions de logement, risques auxquels ils sont soumis. Pour ces classes, du fait de ces facteurs négatifs, la lutte pour se maintenir en bonne santé peut être plus difficile et la décision de se rendre dans un centre de dépistage, de perdre du poids, de faire davantage de sport ou de cesser de fumer, demande plus d'efforts. Cette théorie va dans le sens de certains résultats qui montrent que toutes les classes sociales reconnaissent l'importance du mode de vie sur la santé mais que, cependant, toutes n'adoptent pas un mode de vie plus sain.

- Comme nous l'avons vu, l'étude suisse de participants spontanés et de non participants à un examen de santé réalisé dans le cadre d'une campagne de prévention des maladies cardio-vasculaires [36*] fait apparaître une différence entre ouvriers de classe moyenne que les auteurs expliquent ainsi :

Par le rapport au savoir médical et les relations possédées dans le milieu médical,

Par le rapport au corps : "... on sait [11**] qu'un rapport réflexif à son corps est incompatible avec un usage intensif et instrumental de celui-ci dans le travail et que l'ethos des couches populaires (...) décourage l'attention et l'intérêt pour le corps".

Par le rapport à la santé : "... l'aptitude à constituer la santé comme bien premier suppose la "distance à la nécessité" [12**] (...) c'est-à-dire la distance aux problèmes pratiques de l'existence"

Par le rapport au temps que nécessite la prévention : "... l'adoption d'une attitude préventive, qui exige la maîtrise du temps et la capacité d'inscrire le présent dans un plan de vie à long terme est difficilement compatible avec l'ethos des couches populaires et plus particulièrement des fractions inférieures de celles-ci. En effet, les conditions objectives dans lesquelles elles se trouvent, notamment l'insécurité économique qui les caractérise, les empêchent de maîtriser leur devenir et leur imposent (...) un rapport au temps qui ne favorise pas l'adoption des conduites préventives".

Par le rapport aux autres : l'affiliation à des associations, plus fréquente dans les classes moyennes et supérieures, constitue un facteur incitatif de participation à ce type de campagnes.

En outre, la raison de la sur-représentation particulièrement nette des classes moyennes parmi les participants spontanés pourrait s'expliquer par "des traits propres à l'ethos de ce groupe : le sérieux, la bonne volonté culturelle (12**) et le respect pour tout ce qui est officiel et investi d'autorité".

IV. CONCLUSIONS OU LEÇONS EVENTUELLES A TIRER DE CES RESULTATS

Nous n'avons pas la prétention, au terme de cette étude, d'apporter des conclusions définitives quant aux différenciations sociales dans les comportements de prévention/dépistage bien que, comme nous l'avons vu, des constantes apparaissent à travers les différents résultats publiés et, notamment, le caractère multidimensionnel des facteurs qui interviennent au niveau des comportements. Nous pouvons, par contre, en guise de conclusion, reprendre à notre compte les leçons qui ont été tirées par certains des auteurs cités précédemment.

Ainsi Fourcade [31*], à propos du dépistage des cancer du col et du sein, conclut son article en soulignant les différences dans le suivi des femmes selon le milieu social auquel elles appartiennent : "Les plus exposées ne sont pas nécessairement les mieux suivies (...) les femmes qui sont, de par leurs caractéristiques sociales, identifiées comme à risque relativement au cancer du col de l'utérus ne sont pas bien dépistées (...). Par contre, les femmes à risque élevé pour le cancer du sein qui appartiennent aux milieux sociaux favorisés sont, elles, bien prises en charge préventivement. Mais cette prévention n'est pas spécifique, elle est tout aussi développée pour les risques moindres, comme le risque de cancer du col de l'utérus".

En ce qui concerne le cancer du col, Peters [73*] pense, précisément, qu'il faudrait faire des efforts plus importants pour que son dépistage touche les femmes qui ont le plus de risques d'être écartées du système classique de dépistage, autrement dit les femmes plus âgées, moins instruites, non mariées ou, simplement, plus en âge d'avoir des enfants.

Par contre Maclean [62*], tout en soulignant le fait que la plupart des caractéristiques des femmes qui ont refusé de participer à un dépistage du cancer ne peuvent malheureusement pas se modifier rapidement, fait cependant remarquer qu'on peut encore se poser des questions sur le bien fondé du dépistage de maladies asymptomatiques et sur les risques possibles que cela comporte comme, par exemple, l'anxiété provoquée, et qu'on peut fort bien comprendre l'attitude des femmes qui ne souhaitent pas s'y prêter.

Les auteurs de l'étude suisse [36*] se demandent dans quelle mesure un programme de prévention cardio-vasculaire ne risque pas de "prêcher des convertis", "c'est-à-dire de toucher essentiellement les groupes qui, de par leur situation et leur position de classe, sont les plus enclins à se soucier de leur corps et de leur santé et à prendre au sérieux le discours médical ?".

Enfin Liard [61*] conclut dans son étude sur le radiodépistage systématique de la tuberculose : "Les résultats de cette étude indiquent que le comportement de la population est lié à des idées généralement reçues provoquant une réaction instinctive très faiblement influencée par les opinions et les connaissances personnelles. Dans la mesure où ces résultats sont susceptibles de refléter l'attitude spontanée des sujets devant d'autres mesures de prévention, il semble qu'il ne faille pas s'attendre à des résultats spectaculaires après de vastes campagnes de sensibilisation jouant sur des sentiments tels que la crainte de la maladie...".

Bibliographie :

1. AUBRY C, GUEGUEN R, DESCHAMPS JP. Auto-examen des seins. L'attitude des femmes en Lorraine. *Gynécologie*, 1988, 39 : 6, 463-471
2. BECKER MH. The Health belief Model and Personnal Health behaviour. *Health Educ Monogr*, 1974, 2, 326-373
3. BECKER MH, MAIMAN LA. Socio-behavioural Determinants of Compliance with Health and Medical Care Recommendations. *Med Care*, 1975, 13, 10
4. BENNETT SE, LAURENCE RS, FLEISCHMAN KH et al. Profile of Women practising Breast Self-examination. *JAMA*, 1983, 249, 488-491
5. BERGENDAL B, ERASMIE T, HANIP SE. Attitudes to Teeth and Dental Health and their Relation to Dental Health Behaviour. *J Clin Peridontol*, 1982, 9, 46-56
6. The BLACK Report : *Inequalities in health*. Report of a Research Working Group chaired by Sir Douglas BLACK. DHSS, London, 1980
7. BLAXTER M. *The Health of the Children : a Review on Research on the Place of Health in Cycles of Disadvantage*. London : Heinemann Educational, 1981
8. BLAXTER M. Equity and Consultation Rates. *Br Med J*, 1984, 288, 1963
9. BLAXTER M. *Health and lifestyles*. Tavistock/Routledge, London and New York, 1990, 268 p.
10. BLAXTER M, PATTERSON E. *Mothers and Daughters : a three Generational Study of Health Attitudes and Behaviour*. London, Heinemann, 1982
11. BOLTANSKI L. *Les usages sociaux du corps*. Annales 26/1. 205, 1971
12. BOURDIEU P. *La distinction*. Editions de Minuit, Paris, 1979
13. BOWLING A. Implications of Preventive Health Behaviour for Cervical and Breast Cancer screening Programmes : a Review. *Family Practice*, 1989, 6 : 3, 224-231
14. BULOUGH B. Poverty, Ethnic Identity and Preventive Health Care. *J Hlth Soc Behav*, 1972, 13, 347-359
15. CALNAN M. The Health Belief Model and Participation in Programmes fo the early Detection of Breast Cancer : a Comparative Analysis. *Soc Sci Med*, 1984, 19, 823-830
16. CALNAN M. Patterns in Preventive Behaviour : a Study of Women in Middle Age. *Soc Sci Med*, 1985, 20 : 3, 263-268
17. CALNAN M. *Health and Illness : the lay Perspective*. London, Tavistock, 1987
18. CALNAN M, CHAMBERLAIN J. Explaining Participation in Programmes for the early Detection of Breast Cancer : a Comparative Analysis. *Rev Epidem et Santé Publ*, 1984, 32, 376-382
19. CALNAN M, RUTTER DR. Do Health Beliefs predict Health Behaviour ? An Analysis of Breast Self-examination. *Soc Sci Med*, 1986, 22, 673-678
20. CELENTANO DD, HOLZMAN D. Breast Self-examination Competency : an Analysis of self reported Practice and Associated Characteristics. *Am J Public Health*, 1983, 73, 1321-1323

21. CHARRAUD A. Les enseignements des enquêtes sur la consommation médicale en France. In *La société inquiète de la santé*, coll "Santé Recherche et Société", Eres, Lyon, 1988, 33-48
22. COBURN D, POPE CR. Socioeconomic Status and Preventive Health Behaviour. *J Hlth Soc Behav*, 1974, 15, 67-78
23. COULTER A. Lifestyles and Social Class : Implications for Primary Care. *J R Col Gen Pract*, 1987, 37, 533-536
24. CROOG S, RICHARDS N. Health Beliefs and smoking Patterns in Heart Patients and their Wives. *Am J Public Health*, 1977, 67, 921-930
25. EARDLEY A, ELKIND A. A Pilot Study of attendance for Breast Cancer Screening. *Soc Sci Med*, 1990, 30 : 6, 693-699
26. EVANS D et al. The Cardiff Cervical Cytology Study. Enumeration and Definition of Population and Initial Acceptance Rates. *J Epidemiol Community Health*, 1980, 34, 9-13
27. FELDMAN JG, CARTER AC, NICASTRI AD, HOSAT ST. Breast Self-examination, Relationship to Stage of Breast Cancer at Diagnosis. *Cancer*, 1981, 47, 2740-2745
28. FINK R, SHAPIRO S, LEWISON J. The reluctant Participant in a Breast Cancer screening Program. *Publ Hth Rep*, 1968, 83, 479-490
29. FOSTER RS, LANG SP, COSTANZA MC et al. Breast Self-examination Practices and Breast Cancer Stage. *N Engl J Med*, 1978, 299, 265-270
30. FOSTER RS, COSTANZA MC. Breast Self-Examination Practices and Breast Cancer Survival. *Cancer*, 1984, 53, 999-1005
31. FOURCADE A. *La prévention des cancers féminins*. Enquête INSEE "Etude des conditions de vie 1986-1987", 1990
32. FRENCH K, PORTER AMD, ROBINSON SE, McCALLUM FM, HOWIE JGR, ROBERTS MM. Attendance at a Breast Screening Clinic : a Problem of Administration or Attitudes. *Br Med J*, 285, 28 Août-4 sep 1982, 617,620
33. FREIDSON E. *Profession of medicine : a Study in the Sociology of applied Knowledge*. New York, Dodd Mead, 1970
34. GOCHMAN D. The Organising Role of motivation in Health Beliefs and Intentions. *J Health Soc Behav*, 1972, 13, 285-293
35. GRAND A, BOCQUET H, GROSCLAUDE P, POUS J, ALBAREDE JL. Représentations et pratiques de santé selon le sexe dans une population âgée en milieu rural. *Cah Socio Demo Med*, Juillet-Septembre 1988, XXVIIIème année, 3, 263-284
36. GUTZWILLER F, JUNOD B et al. Campagne pour la prévention des maladies cardio-vasculaires : les déterminants sociaux de la prévention à l'examen de santé initial. *Médecine Sociale et Préventive*, 1980, 25, 250-257
37. HAEFNER DP, KEGELES SS, KIRSCHT J, ROSENSTOCK IM. Preventive Actions in Dental Disease, Tuberculosis and Cancer. *Publ Hlth Rep*, 1967, 82, 451-459

38. HARRIS L. *Prevention in America : Steps People take - or fail to take - for better Health*. New York, Prevention Research Centre, 1984

39. HAUSE JS, ROBBINS C, METZNER HL. The Association of Social Relationships and Activities with Mortality : Prospective Evidence from the Tucumseh Community Health Study. *Am J Epid*, 1982, 116, 123-140

40. HENDERSHOT GE. Screening for Cervical Cancer, 1973-1976. *Am J Public Health*, 1981, 71, 851-852

41. HESSELIUS I, LISPER HO, NORDSTROM A, ANSHELM-OLSON B, ODLUND B. Comparison between Participants and Non-participants at a Gynaecological mass screening. *Scand J Soc Med*, 1975, 3, 129-138

42. HOBBS P. The Behavioural Aspects of Breast and Cervical Screening. *Radiography*, Nov/Dec 1986, 52 : 606, 287-290

43. HOBBS P, PENDLETON LL, HARAN D. Breast Self-examination how committed are Women ? How committed are we ? *Cancer Detection and Prevention*, 1987, 10, 205-213

44. HOBBS P, SMITH A, GEORGE WD, SELLWOOD RA. Acceptors and Rejectors of an Invitation to undergo Breast Screening Compared with those who Referred Themselves. *J Epidemiol Community Health*, 1980, 34, 19-22

45. HOLTZMAN D, CELENTANO DD. The Practice and Efficacy of Breast Self-examination : a Critical Review. *Am J Public Health*, 1983, 73, 1324-1326

46. HOWE HL. Social Factors Associated with Breast Self-examination among High Risk Women. *Am J Public Health*, 1981, 71, 251-255

47. HUGULEY CM, BROWN RL. The Value of Breast Self-examination. *Cancer*, 1981, 47, 989-995

48. HUNT SM, ALEXANDER F, ROBERT MM. Attenders and non Attenders at a Breast Screening Clinic : a Comparative Study. *Publ Health*, 1988, 102, 3-10

49. JANZ NK, BECKER MH. The Health Belief Model : a Decade Later. *Health Educ Q*, 1984, 11, 1-47

50. JESSOR R. Critical Issues for Research in Adolescent Health. In COATES J, PETERSEN A, PERRI C. (eds), *Promoting Adolescent Health*, 1982, London, Academic Press

51. KAISER RF, ERICKSON CC, EVERETT BE, GILLIAN AG, GRAVES LM, WALTON M, SPRUNT DH. Initial Effect of Community-wide Cytologic Screening on Clinical Stage of Cervical Cancer detected in an Entire Community. Results of Menphis-Shelby County, Tennessee Study. *Journal of the National Cancer Institute*, 1960, 25, 863-881

52. KEGELES SS. Review of the Health Belief Model and Personal Health Behaviour. *Soc Sci Med*, 1981, 14C, 227

53. KING J. Women'Attitudes toward Cervical Smear. *Update*, 1987, 34, 160-168

54. KLEINMAN JC, KOPSTEIN A. Who is being screened for Cercical Cancer ? *Amer J Public Health*, 1981, 71, 73-76

55. KOK F, MATROAS A, VAN DEN BAN A, HAUTVAN J. Characteteristics of Individuals with Multiple Behavioural Risk Factors for Coronary Heart Disease : *The Netherlands. Am J Public Health*, 1982, 72, 986-991
56. KRUSE J, PHILLIPS DM. Factors influencing Womens's Decision to undergo Mammography. *Obstet and Gynaec*, 1987, 70, 744-748
57. LANGLIE JK. Social Networks, Health Beliefs and Preventive Health Behaviour. *J Health Soc Behav*, 1977, 18, 244-260
58. LANGLIE JK. Inter-relationships among Preventive Health Behaviours a Test of Competing Hypotheses. *Publ Hlth Rep*, 1979, 94, 216
59. LAU R, WARE J. Refinements in the Measure of Health Specific Locus of Control Beliefs. *Med Care*, 1981, 19, 1147-1157
60. LE GRAND J. *The Strategy of Equality*. London, Allen and Unwin, 1982
61. LIARD R, COOREMAN J, PETITJEAN R, HATTON F et coll. Recherche des facteurs liés au comportement d'une population à l'égard du radiodépistage systématique de la tuberculose. *Rev Epidem et Santé Publ*, 1982, 30, 85-97
62. MACLEAN U, SINFIELD D, KLEIN S, HARNDEN B. Women who Decline Breast Screening. *J Epidemiol Community Health*, 1984, 38, 278-283
63. MACGREGOR JE. Cervical Carcinoma. The Beginning of the End ? *Lancet*, 1967, 2, 1296-1299
64. MACGREGOR JE, BAIRD D. Detection of Cervical Carcinoma in the General Population. *Br Med J*, 1963, 1, 1631-1633
65. MCKINLEY JB. Some Approaches and Problems in the Study of the Use of Services - an Overview. *J Health Soc Behaviour*. Prev Med, 1980, 9, 805-814
66. MCLINLEY J. Social Networks, Lay Consultation and Help Seeking Behaviour. *Social Forces*, 1973, 51, 275-292
67. MECHANIC D. The Stability of Health and Illness Behaviour : Results from a 16 Year follow up. *Am J Public Health*, 1979, 69, 1142-1145
68. MECHANIC D, CLEARY P. Factors Associated with the Maintenance of Positive Health Behaviour. *Prev Med*, 1980, 9, 805-814
69. MICHIELUTTE R, DISEKER RA, YOUNG LD, MAY WH. Noncompliance in screening follow-up Among Family Planning Clinic Patients with Cervical Dysplasia. *Prev Med*, 1985, 14, 248-258
70. MOODY P, GRAY R. Social class, sOcial Integration and the Use of Preventive Health Services. In *Patients, physicians, illness* (Edited by Jaco E.G), Free Press, New-York, 1972
71. NAGUIB SM, GEISER PB. Response to a Program of Screening for Cervical Cancer. *Public Health Rep*, 1968, 83, 990-998
72. PEDERSON LL, WANKLIN JM, BASKERVILLE JC. The Role of Health Beliefs in Compliance with Physician Advice to quit smoking. *Soc Sci Med*, 1984, 19, 573-580
73. PETERS RK, BEAR MB, THOMAS D. Barriers to Screening for Cancer of the Cervix. *Preventive Medicine*, 1989, 18, 133-146

74. PILL R, STOTT NCH. Preventive Procedures and Practices among Working Class Women : New Data and Fresh Insights. *Soc Sci Med*, 1985, 21A, 975-983

75. PILL R, STOTT NCH. Choice or Chance : Further Evidence on Ideas of Illness and Responsability for Health. *Soc Sci Med*, 1985, 20B, 981-991

76. POSNER T, VESSEY M. *The Prevention of Cervical Cancer - the Patient's View*. London, King's Fund, 1988

77. PRATT L. The Relationship of Socio-economic Status to Health. *Am J Publ Health*, 1971, 61, 281

78. PRATT L. *Family Structure and Effective Health Behaviour : The Energised Family*, Houghton-Mifflin, Co, Boston, 1976

79. RIMPELA M. Incidence of Smoking among Finnish youth - A Follow up Study. Tampere : Kansanterveystieteen, Julkisuya, M56/80, 1980

80. ROCHAT RW. The Prevalence of Cervical Cancer Screening in the United States in 1970. *Am J Obstet Gynecol*, 1976, 125, 478-483

81. ROTTER J. Generalised Expectations for Internal Versus External Control of Reinforcement. *Psychol Monogr*, 1966, 80, 608

82. ROSENSTOCK IM. Prevention of Illness and Maintenance of Health. In KOSA J, ZOLA IK (eds) : *Poverty and health*. Cambridge, Harvard University Press, 1975

83. RUNDAL IG, WHEELER JR. The Effect of Income on Use of Preventive Care : an Evaluation of Alternative Explanations. *J Health Soc Behav*, 1979, 20, 397-406

84. RUTLEDGE DN. Factors Related to Women's Practice of Breast Self-examination. *Nursing Research*, 1987, 36, 117-121

85. RUTLEDGE DN, HARTMANN WH, ONEY KINMAN P, WINFIELD AC. Exploration of Factors Affecting Mammography Behaviors. *Preventive Medecine*, 1988, 17, 412-422

86. SANSOM CD, MACINERNEY J, OLIVER V. Differential Response to Recall in a Cervical Screening Programme. *Brit J Prev Soc Med*, 1975, 29, 40-47

87. SANSOM CD, WAKEFIELD J, PINNOCK KM. Choice or chance ? How Women come to have a Cytotest done by their Family Doctor. *Int J Health Education*, 1971, 14, 127-138

88. SANSOM CD, WAKEFIELD J, YULE R. Cervical Cytology in the Manchester Region : Changing Patterns of Response. *The Medical Officer*, 1979, 123, 357-359

89. SANSOM CD, WAKEFIELD J, YULE R. Trends in Cytological Screening in the Manchester area, 1975-1971. *Community Medicine*, 1971, 126, 253-257

90. SENIE RT, ROSEN PP, LESSER ML, KINNE DW. Breast Self-examination and Medical Examination related to Breast Cancer Stage. *Am J Public Health*, 1981, 71, 583-590

91. SHULMAN N, CUTTER G, DAUGHERTY R, SEXTON M, PAUK G, JORDAN TAYLOR M, TYLER M. Correlates of Attendance and Compliance in the Hypertension Detection and follow-up Program. *Controlled Clinical Trials*, 1982, 3, 13-27

92. SMITH A. Preserving the future - the Potential of Popular Screening. *Health and Hygiene*, 1978, 1, 147-151

93. STERN MP, PUGH JA, GASKILL SP, HAZUDA HP. Knowledge, Attitudes and Behaviour Related to Obesity and Dieting in Mexican Americans and Anglos. *Am J Epidemiol*, 1982, 115, 917-928

94. STRICKLAND B. Internal-external Expectancies and Health Related Behaviours. *J Consult Clin Psychol*, 1978, 46, 1192-1211

95. STOTT NCH, PILL R. *A Study of Health Beliefs, Attitudes and Behaviour among Working Class Mothers*. Cardiff : Department of General Practice, Welsh National School of Medicine, 1983

96. TAYLOR WR, NADEL MR, SMITH RA, HERNANDEZ C, MOSER M, FRIEDELL GH. Cervical Cancer Screening and Demonstration Projects to Identify Barriers to Preventing Cervical Cancer Mortality. *Acta cytologica*, 1989, 33, 4, 460-462

97. TUCKETT D. *An Introduction to Medical Sociology*. London, Tavistock, 1976

98. VAN DEN HEUVEL WJA. Participants and non-Participants in Mammography mass-creening : who is who. In *Psychosocial aspects of early detection and treatment*, edited by Brand PD and Van Keep PA, pp 97-103, MTP Press, Lancaster, 1978

99. WALLSTON K, WALLSTON B. Locus of Control and Health : a Review of the Literature. *Hlth Educ Monogr*, 1978, 6, 107

100. WALLSTON K, WALLSTON B, DERELLIS R. Development of the Multidimensional Health Locus of Control (MHLC) Scales. *Health Educ Monogr*, 1978, 6, 2

101. WEINBERG M, GREENE JY, MAMLIN J, PERIN MJ. Health Beliefs and Smoking Behaviour. *Am J Public Health*, 1981, 71, 1253-1255

102. WHITEHEAD M. The Health Divide : Inequalities in Health in the 1980s. London, *Health Education Council*, 1987

103. WILLIAMS AF, WECHSLER H. Inter-relationship of Preventive Actions in Health and other Areas. *Hlth Serv Rep*, 1972, 87, 969

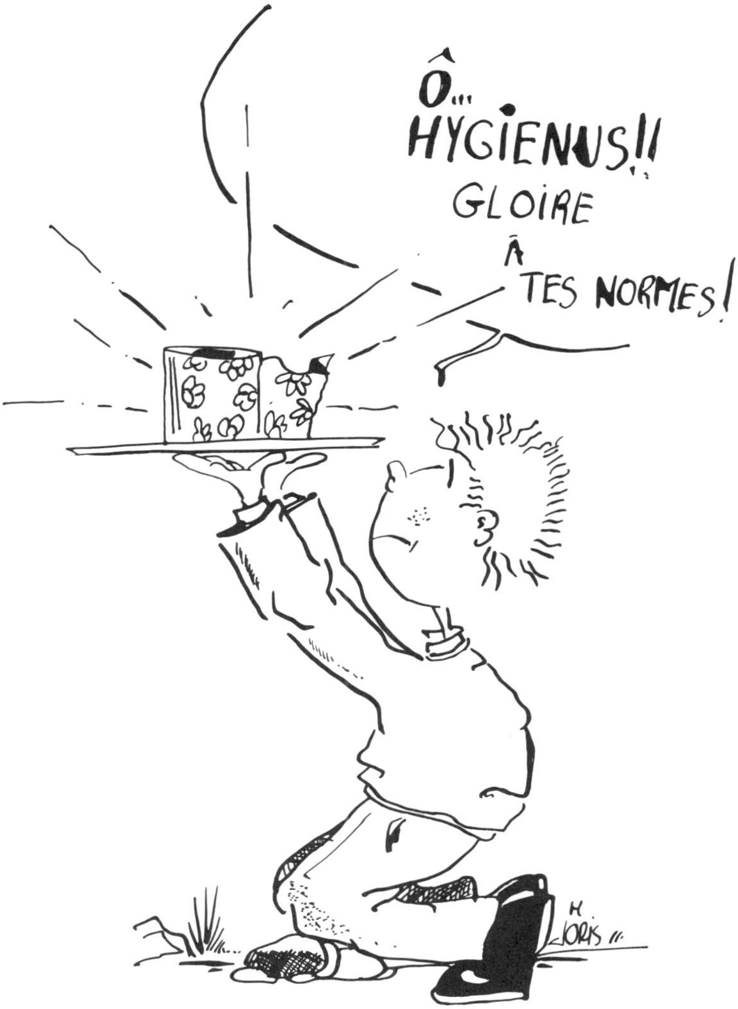

Partie 2

HISTOIRES ET PRINCIPES DE LA PREVENTION

LA PREVENTION, POUR QUOI FAIRE ?

Pierre AIACH

A une question qui lui était posée au sujet de sa santé et, sans doute, des risques qu'il courait à "n'y pas suffisamment faire attention", Sartre aurait répliqué : "La santé, pour quoi faire ?".

Cette courte interrogation renvoie, me semble-t-il, au dessin de PIEM figurant sur la couverture de ce livre et que j'interprète ainsi : devant les interdictions édictées par son médecin et qui concernent, on peut l'imaginer, la source ou une des sources de ses plaisirs, le pauvre patient, tout petit et replié sur sa chaise, médite sur l'utilité - peut-être le plaisir - qu'il aurait à se passer, sinon à éliminer, celui qui lui propose une vie plus longue mais dépourvue d'attrait : le médecin.

La santé pour quoi faire, la longévité pour quoi faire, la vieillesse pour quoi faire ? Sartre aura choisi de ce point de vue la vie qu'il voulait vivre, comme Kessel, Henri Miller et bien d'autres, connus et moins connus, comme tous ces anonymes qui auront préféré une vie dangereuse (en termes de facteurs de risques) mais qui leur convenait.

Mais il y a aussi, bien sûr, tous ceux qui n'auront pas eu un tel choix et qui auront connu une vie prématurément interrompue par la maladie ou l'accident, une vie faite de difficultés et de labeur, une vie dans laquelle s'incrustent des façons d'être et de se conduire qui - hasard, fatalité ou déterminisme social pervers ? -, sont précisément ces comportements à risque que d'autres ne connaissent pas, tout simplement parce que non inscrits dans leur habitus de classe.

Je crois que la question de la prévention et des comportements qui s'y rapportent tourne autour de cette interrogation de Sartre : "La prévention, pour quoi faire ?"

Je crois qu'il nous faut nous interroger longuement sur le sens et le bien fondé des actions et des objectifs qui visent à vouloir imposer un certain nombre de comportements considérés comme bénéfiques pour la santé et donc à modifier les comportements lorsqu'ils sont jugés comme inadaptés, dangereux pour cette même santé.

Le bien fondé de la réponse donnée à l'interrogation : "faut-il ou non agir sur les comportements de façon à les rapprocher le plus possible des comportements normatifs les plus performants ?" - en termes d'évitement de la maladie, du handicap ou de l'accident, me semble dépendre d'un certain nombre de réponses à des questions qui s'y greffent et qui se posent sur le plan de l'individu et de ses possibilités de choix, mais aussi sur celui des politiques à mettre en oeuvre pour promouvoir la santé de la collectivité.

La première et la plus fondamentale est : vaut-il mieux prolonger la vie en évitant certaines atteintes qui risquent de la faire perdre prématurément et, si oui, quel est le prix que l'on est prêt à payer ou à faire payer à l'autre ? Peut-on se désintéresser des conditions de vie de ceux qui seront censé être sauvés d'une mort précoce ou être prolongés ? Je ne me risquerai pas ici à essayer d'y répondre.

La deuxième interrogation a trait aux inégalités sociales et, à travers elles, aux inégalités devant la mort, la maladie, le handicap et l'ensemble du poids de souffrance et de malheur qui les accompagnent.

Ne peut-on pas poser la question des inégalités comme préalable à celle de la prévention si l'on veut à la fois plus de santé et plus de justice sociale ? Cette question me parait d'autant plus pertinente que l'on observe assez généralement, et j'ajouterai logiquement, que les principaux bénéficiaires de certaines actions de prévention et de tous les effets diffus produits par tout un "climat préventionniste" paraissent être ceux qui connaissent la situation sanitaire la meilleure : l'argent va aux riches dit le dicton, la santé va aux bien portants pourrait-on ajouter.

Cette observation, si elle s'avère vraiment exacte, remet en question, sinon le bien fondé de la prévention, du moins, à mon sens, les modalités des actions entreprises pour la traduire dans les faits.

Il en va en cette matière comme en celle des inégalités de santé : l'accent est mis sur la nécessité d'agir au plan individuel pour modifier le comportement jugé néfaste (diminuer l'action des facteurs de risques) ou promouvoir un comportement positif (consulter le médecin le plus souvent et le plus rapidement possible, se conformer aux exigences d'une bonne utilisation des services de prévention et de dépistage).

La relation est faite entre mode de vie et état de santé, ce qui permet parfois de montrer du doigt, pour les stigmatiser, ceux qui vivent dangereusement pour eux (et parfois pour les autres) et pour proposer en modèle ceux qui arrivent aux premières places sans, a priori, bénéficier des meilleures conditions matérielles - par exemple, les instituteurs devenus le modèle de référence pour ceux qui sont prêts à mettre en cause plutôt les façons de vivre que les conditions de vie, les comportements individuels de prévention que les structures sociales et la façon dont le système engendre des catégories de conditions de vie correspondant à des groupes et classes sociales, auxquels sont attachées des catégories de pensées, de perception et des façons d'être et de faire.

La troisième question, en relation avec la précédente, consiste à se demander si cette façon d'aborder la prévention et de la mettre en pratique, ne conduit pas à repousser vers une zone de plus en plus obscure et lointaine la question des inégalités de santé et des facteurs qui la constituent : "ouvrier, conduis-toi comme un bon citoyen soucieux de sa moralité comme de sa santé, en te conformant aux préceptes de l'éducation pour la santé - que colportent la plupart des messages écrits et oraux sur la question -, et tu auras droit, comme ton frère instituteur, à une vie plus longue et plus édifiante !"

C'est oublier qu'il existe des causes et des facteurs collectifs de mauvaise santé (conditions de travail, de logement, d'environnement physique en particulier) qui se distribuent selon des variables très étroitement liées à la classe sociale; facteurs sur lesquels l'on n'a pas le plus souvent de prise (par exemple, habiter près de son lieu de travail dans un logement accessible financièrement).

C'est sans doute aussi accroître le sentiment de culpabilité et parfois le désespoir de ceux qui "voudraient bien" mais qui ne peuvent pas, pour des raisons que je viens d'évoquer, mais aussi parce que certains comportements sont enracinés dans une logique sociale, ont un sens par rapport à des valeurs et des façons de vivre qui constituent le ciment d'une collectivité (Cf, plus loin, le travail de Jean-Pierre Castelain à propos des façons de boire chez les dockers du Havre).

C'est aussi passer à côté d'une réelle efficacité en termes de gain de vies gagnées et de souffrances épargnées. A propos de la sécurité routière par exemple, Christian Gérondeau, ancien "Monsieur Sécurité routière", montrait dans un article du Monde (24.4.90), de façon très argumentée et convaincante, que la solution n'est pas dans une approche individualiste - même si, dans 95 % des accidents, il existe une faute ou une erreur de comportement -, mais dans une approche collective "qui consiste à considérer que l'on a affaire à un "système" global et qu'il importe, avant tout, non de désigner des responsables, mais de chercher comment agir pour réduire le nombre et la gravité des accidents". Il indiquait ainsi, chiffres à l'appui, que la réduction de la vitesse autorisée, le port obligatoire de la ceinture et le contrôle massif de l'alcoolémie au volant ont des effets immédiats et durables sur la statistique des blessés et des morts par accident de la circulation.

La quatrième question que je voudrais évoquer a trait à l'efficacité, non pas comparée entre actions collectives et actions situées sur le plan individuel, mais à la réalité des effets bénéfiques attendus d'une pratique de dépistage ou de prévention. Cette question intéresse certes au premier chef les épidémiologistes, mais pas seulement eux. Il me paraît en effet tout à fait fondamental de savoir quelle est la nature du lien entre un facteur de risque et le risque couru par la personne ou la collectivité auxquelles on s'adresse afin d'encourager certaines pratiques ou proscrire certaines autres.

A ce sujet, mettons-nous à la place difficile du médecin généraliste, pris du désir d'accroître la part de son activité de prévention auprès de ses patients et confronté aux incertitudes médicales, en particulier dans certains domaines (hygiène alimentaire, dépistage du cancer du sein, cholestérolémie).

La trivialité de certaines recommandations à propos des cancers digestifs, telles que : "mangez équilibré", émanant parfois, selon la formule consacrée, des plus éminentes autorités en la matière, pourrait faire sourire s'il ne s'agissait pas d'une question aussi grave.

Ces questions, et d'autres sans doute, ne peuvent être soulevées et analysées, que dans une diversité d'approche (mais pas forcément dans une divergence) et dans une optique critique, par la mise en perspective propre à chacune des disciplines concernées, ainsi que dans la confrontation des points de vue.

L'HYGIENE AU XIXe SIECLE : LE CHOIX DE L'INDIVIDU

Olivier FAURE

Pour comprendre la position ambiguë de l'hygiène dans notre système de santé -toujours préférable mais rarement préférée-, le détour par l'histoire n'est peut-être pas inutile. Le XIXe siècle manifeste à nos yeux une série de contradictions et d'enjeux qui n'ont pas tous disparu. Les mettre en lumière seuls, n'épuise pas l'étude de la question et risque de paraître encore plus partial que partiel. Si ce risque peut aider à la réflexion, il n'est pas inutile.

Trois exemples illustrent le drame de l'hygiène au siècle dernier. Le choléra [1] de 1832 sonne le glas des grandes théories médicales en vogue et montre sans fard la vanité de toute thérapeutique. Devant cet échec total, l'hygiène est imposée beaucoup plus que choisie. Nombre de ses conseils sont de bon sens et beaucoup ne sont pas dépourvus d'efficacité au moins dans l'absolu. Tenir son logement propre, éviter les légumes crus, ne pas céder à la panique rentrent dans ces catégories. Mais les médecins ne peuvent imposer l'application de ces conseils qui remettrait en cause toute l'organisation de la société. D'autres choix sont moins inspirés. Passe encore pour le refus des cordons sanitaires, même s'il est plus inspiré par le respect de certains intérêts que par souci de l'efficacité, mais le refus de la contagion est moins justifiable. Plus que l'observation scientifique, ce sont des considérations politiques et sociales qui expliquent ce revirement. La peur de l'émotion populaire, de la panique, pèsent lourdement dans le refus de la contagion. Joue aussi son rôle, le mépris pour les croyances populaires identifiées à des préjugés. Le peuple croit à la contagion, la contagion est une erreur.

Avec la variole [2, 3], la médecine dispose, au contraire, de l'arme préventive absolue dès le début du XIXe siècle. Pourtant, passée la première vague d'enthousiasme, la vaccination connaît des déboires. Le piétinement n'est pas dû aux seules contingences matérielles -techniques, financières et géographiques- pourtant nombreuses. Refuser la collaboration des non-médecins, repousser tout accommodement sur les conditions matérielles de l'opération (de temps, de lieu, d'âge) n'est pas le meilleur moyen de faire reculer les véritables préjugés et d'étendre le bienfait.

Au temps de la tuberculose (après 1880) [4], l'hygiène scientifique paraît triompher. Les germes de la maladie sont identifiés, les pouvoirs publics sont convertis à l'action, le dépistage se met en place, les sanatoriums éclosent. Le B.C.G. est à l'horizon. Les orientations novatrices sont parfois plus apparentes que réelles. Le sanatorium est plus un lieu d'éducation hygiénique et morale qu'un hôpital spécialisé; le dépistage est au moins autant social que bactériologique. La prévention se polarise sur les responsabilités individuelles. L'alcoolisme, la promiscuité et toutes les déviations morales pèsent beaucoup plus que les conditions sociales du travail et du logement. Toutes ces dérives ne signifient pas que toutes les expériences hygiénistes furent techniquement inefficaces ni qu'elles furent de simples prétextes à la prise en main de populations jugées dangereuses, mais elles manifestent une double série de contradictions durables qui pèsent sur l'hygiène et la prévention.

La première réside dans l'organisation du monde médical [5]. En même temps qu'il revendique un rôle social éminent, le corps médical défend aussi son caractère de profession libérale. L'attachement au libre choix du malade, la rétribution à l'acte, la libre négociation des honoraires entre le médecin et le patient sont peu compatibles avec le suivi du patient et la surveillance de tous, sans distinction de revenus, nécessaire à une hygiène efficace. Si l'inégalité de l'accès aux soins se réduit très lentement au fur et à mesure que se multiplient les sociétés de secours mutuels et les services d'assistance médicale (départementaux et facultatifs avant 1893, national et obligatoire après), la médecine sociale se calque sur la médecine libérale dans son fonctionnement quotidien.

Le triomphe du libéralisme médical est indissociable d'une situation plus large qui transpose jusque dans la relation thérapeutique l'échange marchand qui résume de plus en plus les rapports sociaux. Le libéralisme économique a aussi sur l'hygiène d'autres conséquences. Celle-ci butte longtemps sur le sacro-saint respect de la propriété privée et les intérêts légitimes du commerce et de l'industrie.

La lutte contre le taudis, le contrôle des établissements insalubres restent longtemps lettre morte et se maintiennent toujours dans une stricte prudence [6], amputant ainsi le combat hygiéniste de toute sa dimension sociale et rendant peu crédible le versant individuel.

Celui-ci paraît en outre suspect, dans la mesure où il n'échappe pas à un contexte social et culturel précis tout au long du siècle. Les élites sociales sont hantées par la menace d'un peuple barbare et dangereux qu'il faut civiliser et convertir aux normes officielles de la société [7]. A côté de l'école, de l'armée, de l'église, la médecine peut jouer son rôle. En apprenant la propreté et l'hygiène, elle peut être une école de prévoyance, d'ordre et de régularité, un moyen d'arracher le peuple à ses préjugés et de l'amener à une conception rationnelle de l'existence. Issu des classes dirigeantes, le médecin peut être au chevet du malade pauvre le fondé de pouvoir de la société qui ne se contente pas d'apporter des secours matériels désirés, mais profite de sa présence pour exercer une surveillance discrète et une influence bénéfique. Là aussi cet idéal paternaliste survit longtemps et l'assistance médicale publique, à ses débuts, avoue ouvertement son but de sauvegarde de la société. La médecine répond d'autant mieux à ces offres implicites que le cheminement intellectuel, le désir d'ascension sociale et de pouvoir du corps médical l'amènent dans cette direction.

On ne peut, bien sûr, réduire le mouvement hygiéniste à cette seule dimension. Il économise des vies, contribue au développement des politiques sociales, à l'équipement des villes en eau et en confort et, bien sûr, à l'amélioration de l'état de santé, mais ces succès indéniables sont entachés d'un malentendu. Pour avoir trop privilégié l'aspect moralisateur et culpabilisateur de son action, l'hygiène a souvent suscité la méfiance et indirectement favorisé la consommation de soins curatifs, que le système de santé propose parallèlement avec générosité.

Bibliographie :

1. BOURDELAIS P, RAULOT JY. *Le choléra en France 1832-1854. Histoire d'une peur bleue*, Paris, Payot, 1987
2. DARMON P. *La longue traque de la variole : les pionniers de la médecine préventive.* Paris, Perrin, 1987
3. BERCE YM. *Le chaudron et la lancette : croyances populaires et médecine préventive 1798-1830.* Paris, la Renaissance, 1984
4. GUILLAUME P. *Du désespoir au salut : les tuberculeux en France aux XIXè et XXè siècles.* Paris, Aubier, 1986
5. LEONARD J. *La médecine entre les savoirs et les pouvoirs : histoire intellectuelle et politique de la médecine française au XIXè siècle.* Paris, Aubier, 1981
6. LEONARD J. *Archives du corps : la santé au XIXè siècle.* Ouest-France, 1986
7. CHEVALIER L. *Classes dangereuses, classes laborieuses.* Paris, 1958, réédit. 1978, Livre de Poche "Pluriel"

COMPORTEMENTS ET REPRESENTATIONS DANS LES DOMAINES DE LA PREVENTION

Alphonse d'HOUTAUD

I. COMPORTEMENTS ET REPRESENTATIONS

L'intitulé de notre propos met la notion de comportement en relation avec celle de santé.

Même ceux qui admettent qu'il y a une représentation collective de la santé, se diversifiant selon les groupes d'âge ou selon les niveaux culturels et socio-professionnels, sont davantage assurés de la réalité des comportements de santé : "Nous ne sommes sûrs qu'il y a représentation que quand il y a comportement", affirmait déjà Marcel Maus (1923) [3]. En ce sens, on peut s'intéresser aussi aux comportements collectifs pour mieux étudier les représentations collectives ayant trait à la santé.

C'est, du reste, ce que nous avons tenté d'explorer dans le colloque international de l'INSERM du 20 au 22 octobre 1988, dont les Actes ont été publiés en 1989 (d'Houtaud, Field, Guéguen) [2]. Si la première partie de cet ouvrage est consacrée aux seules représentations de la santé envisagées pour elles-mêmes, en revanche la seconde l'est aux représentations de la santé envisagées en relation avec des pratiques de santé, c'est-à-dire avec des comportements individuels et collectifs.

II. PEUT-ON PARLER DE LA REPRESENTATION SOCIALE DE LA PREVENTION ?

Parallèlement nous devons nous interroger sur la prévention : dans quelle mesure peut-on déjà parler de comportements collectifs de prévention ? Puis, en conséquence, d'une représentation collective de la prévention ?

A. La prévention routière

Les comportements de prévention sont plus manifestes dans le domaine de la sécurité routière que dans celui de la santé, car ils sont recommandés dans les médias à chaque grande migration liée aux vacances au cours de l'année. Même s'il reste des conducteurs réfractaires aux comportements préconisés, il est difficile de ne pas admettre qu'une grande majorité de citoyens de chaque pays industriellement développé participe à une représentation collective de la prévention routière.

B. La prévention sanitaire

Dans le domaine sanitaire, en revanche, une telle majorité ne se manifeste pas encore autant autour des comportements de prévention, qu'il s'agisse de la consommation alimentaire ou de la consommation toxicomaniaque, de la lutte contre les maladies de dégénérescence ou contre celles de société. Mieux vaudrait parler de représentations sectorielles avec des supporters qui tentent de convaincre les autres du bien-fondé des préventions qu'ils prônent. Tels sont les groupes de lutte contre les excès d'alcool, contre les méfaits du tabac, contre les toxicomanies chez les adolescents et chez les jeunes adultes, contre les accidents du travail. Citons encore les efforts déployés dans les domaines de l'écologie et de la périnatalité. autant de secteurs particuliers où des modalités diverses de prévention sont préconisées par autant de groupes spécifiques de pression s'exerçant avec des succès inégaux sur les pouvoirs publics, sur les citoyens, sur les médias ou sur les institutions socio-sanitaires.

C. Beaucoup d'initiatives particulières

Un tel déploiement d'initiatives prouve, à lui seul, que la prévention n'est pas encore dans nos sociétés occidentales majoritairement l'objet des comportements collectifs correspondants et donc encore moins l'objet d'une représentation sociale prédominante. Néanmoins elle progresse peu à peu grâce à ces actions multiples, et cela pour le profit de la santé des citoyens en général, des plus exposés aux risques plus particulièrement.

Au centre d'une problématique comme la nôtre, une question se fait pressante : comment agir efficacement sur les opinions et les attitudes prévalant actuellement pour qu'elles deviennent favorables à la prévention et se traduisent concrètement dans des comportements collectifs majoritaires ?

III. REPRESENTATIONS ET PREVENTION

Pour mieux pressentir les liens de la prévention avec les représentations collectives, revenons à l'école durkheimienne.

Pour elle, les représentations collectives sont constituées par trois catégories de réalités sociales.

Tout d'abord des idées, des croyances, des souvenirs communs, qui sont variables d'une époque à l'autre, d'une société à l'autre, parfois d'une profession à l'autre, voire d'un niveau social à l'autre.

Ensuite des idéaux ou valeurs, tels que ceux de bien et de mal, de permis et d'interdit, de juste et d'injuste, de beau et de laid, de sacré et de profane.

Enfin des sentiments collectifs ou émotions, qui varient, non avec la froideur des idées scientifiques, mais en tenant compte des autres composantes de toute vie sociale. Dans les religions et les idéologies, on recourt parfois aux anathèmes. Dans les institutions juridiques, on établit des déchéances, on prononce des peines infamantes, etc.

Or, à ces trois niveaux, on voit la prévention se manifester déjà plus ou moins nettement. Ainsi elle comporte des croyances sur les réalités sanitaires à promouvoir et sur celles à éviter. De même, elle s'exprime dans des conduites permises ou interdites en fonction de références à ce qui est bien ou mal pour la santé. En troisième lieu, ses partisans n'hésitent pas à proférer des recommandations et des condamnations, à tout le moins à établir des hiérarchisations des comportements approuvés ou condamnés, même si c'est de la façon la plus discrète et la moins irrationnelle possible.

IV. OPINIONS ET PREVENTION

Certains auteurs n'ont pas hésité à ramener la notion de représentation collective à celle de stéréotype; d'autres, à l'appliquer aux opinions, distinguant les opinions sectorielles de l'opinion publique. Georges Burdeau, après avoir prévenu qu'il n'y a pas de formulation indiscutable de la définition de l'opinion publique, admet alors que son existence est indépendante de son expression. Néanmoins il écrit : "L'opinion publique est une force sociale résultant de la similitude de jugements portés sur certains sujets par une pluralité d'individus et qui s'extériorise dans la mesure où elle prend conscience d'elle-même [1].

Or, déjà présente au niveau d'une telle opinion publique par des sentences ou par des adages tels que "mieux vaut prévenir que guérir", la prévention tend à être accréditée principalement dans les milieux restreints de chercheurs, d'enseignants, d'éducateurs. Mais elle rencontre de fortes résistances, non seulement chez les plus défavorisés par le diplôme, par le revenu, par le taux de morbidité et de mortalité, mais dans certaines strates des professionnels de la santé, que la formation initiale a davantage préparés à la thérapeutique et aux soins, qu'à des actions préventives et éducatives.

D'où la nécessité de rechercher une stratégie de nature à faire converger des opinions sectorielles en une opinion publique favorable à des attitudes préventives en matière de comportements de santé.

V. ATTITUDES ET PREVENTION

Ce serait trop long de suivre Lazarsfeld quand il caractérise les attitudes par rapport aux opinions : les unes et les autres sont passives et orientées vers le présent, mais les premières sont plus générales et les secondes plus spécifiques dans leur champ d'application.

Par contre, retenons la définition de Stoetzel faisant de l'attitude une notion, essentiellement opérationnelle en même temps que formelle et y voyant une variable inférée, non directement observée, ni observable, mais toujours polarisée (pour ou contre quelqu'un ou quelque chose) et surtout acquise, au sens où elle subit les effets des influences externes.

Il s'agit donc d'une notion toute indiquée pour désigner l'action sur les personnes les plus convaincues de son bien-fondé comme sur celles qui y sont rebelles.

Certes, dans le passé, les sociologues ont recouru à l'attitude principalement pour étudier les préjugés (G.W. Allport), l'antisémitisme (Aldorno et coll.), plus généralement le racisme.

Néanmoins, rien n'empêche qu'elle soit utilisée pour des actions éducatives dans le champ de la santé, par exemple en préconisant des systèmes d'attitudes favorisant ou défavorisant les conduites de prévention.

VI. SONDAGES D'OPINIONS ET ENQUETES D'ATTITUDES AU SERVICE DES ACTIONS PREVENTIVES

La technique des sondages permet aux intervenants de mesurer les évolutions obtenues dans les différents secteurs de l'opinion publique sur tel ou tel point et donc, éventuellement, de différencier les modalités d'intervention en fonction des groupes d'âge, des catégories socioprofessionnelles, des niveaux culturels, des ères urbaines ou rurales, etc.

De même, il est loisible de repérer les systèmes d'attitudes selon les mêmes paramètres d'identification, de comparer leurs variations avant et après ou au cours de telle ou telle intervention éducative, finalement d'agir à moyenne ou longue échéance sur les représentations collectives mises en oeuvre en fonction d'un objectif aussi ciblé que celui de la prévention.

VII. LES ENQUETES LORRAINES RELATIVES A LA PREVENTION DEPUIS DEUX DECENNIES

Faute de place, on ne peut qu'évoquer rapidement l'exemple de Nancy depuis 1969, avec ses séries d'enquêtes organisées autour du bilan de santé avant l'ouverture du Centre de médecine préventive, puis au cours des années ultérieures, afin de dégager les diverses attitudes au sein de la population locale.

Par exemple, des enquêtes ont tenté de repérer les diversités et les évolutions dans les consommations de boissons alcoolisées et non alcoolisées, dans celles du tabac, dans celles de médicaments et, plus encore, dans celles d'alimentation.

De même, des investigations encore plus spécialisées ont été réalisées auprès des adolescents et des jeunes adultes, auprès de certaines entreprises, dans certains secteurs géographiques, auprès de certains professionnels de la santé (médecins, infirmières, sages-femmes, etc).

Toutes ces recherches nancéiennes ont fait ainsi apparaître de grandes variétés de représentations relatives à la prévention elle-même : selon la profession (cadres, agriculteurs, ouvriers); selon l'âge, le sexe et le type d'exercice de la médecine (davantage les jeunes, les femmes, les généralistes); selon les circonstances des examens médicaux (visites prénuptiales, prénatales, examens de santé scolaire et de médecine du travail), etc.

Il n'est pas possible de toutes les énumérer ici. Nul doute cependant que le bilan de santé a exercé sur les mentalités préexistantes dans la région une véritable action catalysatrice en faveur de conduites préventives : sa fréquentation elle-même a constitué une sorte de conduite spécifique, génératrice de représentations et de comportements collectifs de plus en plus répandus, dont témoignent nombre de sondages d'opinions et d'enquêtes d'attitudes.

VIII. ORIENTATIONS

Les notions de représentation et de comportement, d'opinion et d'attitude, que nous venons d'évoquer successivement, sont malaisées à harmoniser entre elles. Cela tient à leurs disparités d'origines géographiques et chronologiques.

Ainsi celles de représentation et de comportement se rencontrent d'abord et surtout dans la tradition sociologique française issue d'E. Durkheim, tandis que celle d'attitude s'est originellement développée dans la tradition psychosociologique anglo-saxonne, plus marquée par les théories culturalistes et behavioristes. De la sorte, en France, Durkheim n'a même pas eu à situer le concept de représentation par rapport à ceux d'attitude et d'opinion, alors que J. Stoetzel ne s'est pas tellement soucié d'harmoniser ses théories sur l'attitude et sur l'opinion, d'origine américaine, avec celles qui prévalaient alors dans l'université française sur la représentation. Il en résulte à notre époque une juxtaposition de notions dont l'usage scientifique ne s'est pas vraiment attaché à assurer la stricte complémentarité. D'où les problèmes surgis dans leurs applications à des champs précis comme celui de la santé ou celui de la prévention.

Du côté des terrains d'application de ces notions, les difficultés abondent également. Outre les différences de perspectives entre les campagnes à grande échelle et les actions de proximité, il importe de tenir compte de deux impératifs.

D'une part, il y a nécessité de différencier les thèmes des interventions informatives et éducatives en fonction des catégories de destinataires. Par exemple selon leur âge : adultes, jeunes ou adolescents. Ou selon leurs positions par rapport aux problèmes scolaires : ainsi des non fumeurs ne réagissent pas comme des fumeurs invétérés aux mêmes messages sur le tabac; et des obèses comme des longilignes aux mêmes messages sur l'alimentation, etc.

D'autre part, il existe une certaine solidarité des thèmes d'information et d'éducation : éveiller la préoccupation de la prévention vaut simultanément en matière de tabac, d'alcool, d'alimentation, etc.

De telles remarques trop succinctes indiquent la complexité des phases préparatoires et consécutives au déclenchement d'actions préventives : du côté des recherches qui les éclairent antérieurement du côté des évaluations qui en apprécient les divers impacts postérieurement.

On peut même se demander si les publicités pour des consommations à risques ne sont pas beaucoup plus au point que les actions éducatives s'exerçant parallèlement sur les mêmes destinataires. Et même si les premières n'ont pas eu plus d'habileté pour tirer profit des secondes que la réciproque. Sans compter le fait que, dans les représentations du permis et du défendu, il est plus aisé de référer les récepteurs des messages à l'un qu'à l'autre. Et sans compter les disparités des ressources financières de part et d'autre.

Ces évocations rapides suffisent néanmoins à décrire la situation où nous sommes de recourir, dans la pratique, aux multiples registres de la représentation, du comportement, de l'opinion, de l'attitude, quand bien même la théorie parvient encore malaisément à les rendre clairement compatibles les uns avec les autres.

Bibliographie :

1. BURDEAU G. Opinion publique. *Encycl. Univ.*, 1985, t 13, p. 548-550
2. D'HOUTAUD A, FIELD M, GUEGUEN R. *Les représentations de la santé, Bilan actuel, Nouveaux développements*. "Colloque" vol 178, Les éditions INSERM : Paris, 1989
3. MAUSS M. *Division et proportions des divisions de la sociologie*. L'année sociologique (nouvelle série), 1923-25 Alcan, Paris

LA LUTTE CONTRE LE CANCER EN FRANCE PENDANT L'ENTRE-DEUX GUERRES : LA QUESTION DU DEPISTAGE

Patrice PINELL

Lorsque la "lutte contre le cancer" prend son essor en France, aux lendemains de la première guerre mondiale, elle s'assigne deux principaux objectifs : mettre en place un réseau de centres anti-cancéreux régionaux et favoriser par tous les moyens le diagnostic précoce. Ces grands axes stratégiques d'intervention se fondent sur une conception médicale de l'histoire naturelle du cancer, affirmant le caractère séquentiel de l'évolution spontanée de la maladie. "Le cancer est une maladie curable, écrit le Professeur Hartmann dans un texte de 1922; primitivement local, il ne se généralise que secondairement; s'il récidive trop souvent, c'est qu'il n'est souvent traité que trop tardivement, alors que les cellules cancéreuses ont essaimé loin du siège initial". Dès cette époque, c'est-à-dire avant même que soient construits les Centres anti-cancéreux, le dépistage est pensé comme le complément indispensable de leur intervention. Cependant sa réalisation pratique se heurte à de très importantes difficultés.

En effet, le schéma d'organisation utilisé dans la lutte contre les grandes maladies fléaux (tuberculose, maladies vénériennes, maladies infectieuses), qui font du dispensaire la pièce maîtresse de son dispositif institutionnel, ne peut être repris tel quel, faute de test diagnostic simple susceptible d'être appliqué systématiquement à la population des consultants.

"Le cancer peut être guéri s'il est traité à son début" disent les affiches de la Ligue, "Surveillez ses premiers signes", "Voyez votre médecin", "Soumettez-vous à un examen approfondi".

Ce travail de manipulation symbolique - au sens que Pierre Bourdieu donne à ce concept - qui vise tout à la fois à modifier les représentations du cancer et à induire de nouvelles pratiques, ne va pas sans produire des effets contradictoires. En effet, le souci de dédramatiser le cancer, en le présentant comme une maladie curable, est contrebalancé par la recherche d'effets dramatiques destinés à convaincre l'opinion publique de l'importance sociale de la lutte contre ce "fléau". Ainsi, le nombre de décès annuels par cancer est régulièrement mis en avant, et ce jusqu'aux années soixante. On use et abuse d'une imagerie empruntant au bestiaire mythologique (crabe pinces dressées en avant, projetant une ombre monstrueuse), de formules "choc" ("Tuez le cancer avant qu'il ne vous tue"), on joue sur toute la gamme des métaphores guerrières pour mettre en valeur le caractère héroïque de la lutte contre un "ennemi implacable".

Dans ce contexte, les procédés utilisés pour attirer l'attention sur les premiers symptômes contribuent à attribuer au cancer les propriétés d'une maladie "sournoise" et "perverse", masquant sa dangerosité derrière des manifestations apparemment anodines, d'autant plus trompeuses qu'elles sont indolores.

Aussi, à peine la propagande anticancéreuse commence-t-elle à prendre de l'ampleur qu'un nouveau thème est proposé à la réflexion : la cancro ou cancérophobie qui, en jetant dans les consultations des médecins "la foule des anxieux", devient un nouvel obstacle au développement d'un bon dépistage.

Pour tourner cet écueil majeur, les pionniers de la cancérologie centrent leur effort sur l'éducation du "public" et du tout venant des médecins praticiens. Une institution, la Ligue franco-anglo-américaine contre le Cancer (créée en 1918 et qui prendra en 1928 le nom de Ligue nationale française contre le cancer), va jouer un rôle déterminant dans ce travail de propagande dont l'objectif prioritaire est d'imposer une nouvelle représentation du cancer qui rompe avec le fatalisme ambiant. Elle s'attachera d'abord à convaincre les médecins de ville de devenir les agents du dépistage précoce, ce qui implique :

1) leur adhésion à l'idée que, sous certaines conditions, le cancer n'est plus inéluctablement mortel;

2) leur formation en matière de dépistage ("il faut attirer l'attention de l'étudiant sur les signes de début du cancer, les plus importants à connaître si l'on veut augmenter le nombre de guérisons");

3) la reconnaissance des limites de leur liberté d'exercice de la médecine. Le médecin non spécialiste ne doit pas s'autoriser à traiter de son propre chef les malades cancéreux mais doit les orienter le plus vite possible vers un centre spécialisé.

La Ligue contre le cancer prend en charge l'envoi systématique et régulier à l'ensemble des médecins de France, de tracts et de brochures reprenant les recommandations élaborées par la Commission du cancer à l'usage des non spécialistes.

A partir de 1930, l'action de propagande touche plus massivement "l'opinion publique" grâce à une collaboration avec l'Office National d'Hygiène qui permet de mettre sur pied, chaque année, une "semaine de défense contre le cancer", dont les thèmes seront largement relayés par la presse et la T.S.F., voire le cinéma. On y fait oeuvre de vulgarisation quant aux causes du cancer, à ses traitements par la chirurgie, le radium et la radiothérapie, et surtout on invite la population à prendre garde à tout un ensemble de symptômes susceptibles d'être des manifestations précoces de la maladie.

LA PREVENTION CARDIO-VASCULAIRE EN ALLEMAGNE FEDERALE

Résultats et réflexions

Wolfgang REUTER

Notre comportement pèse souvent sur notre santé. En tant qu'individus, nous le savons très bien. Mais sommes-nous conscients, en tant qu'acteur dans le domaine de la prévention et représentant - parfois involontairement - d'un organisme et de ses règles, qu'il pèse aussi fortement sur la santé de nos clients et patients ?

Ci-après sont rapportés les résultats intermédiaires d'une grande étude de prévention cardio-vasculaire en Allemagne fédérale. Ceux-ci mènent à quelques réflexions sur les rôles de l'organisation et des organismes dans le champ préventif. Dans la suite sont présentées des idées concernant les limites des actions préventives, qui peuvent servir à réajuster, dans certains cas, les objectifs à atteindre dans nos projets. Finalement s'ajoutent des hypothèses sur la faillite (partielle) de certaines mesures préventives.

I. QUELQUES RESULTATS DE LA PREVENTION EN ALLEMAGNE FEDERALE

L'étude allemande de prévention cardio-vasculaire ("Deutsche Herz-Kreislauf-Präventions-Studie", DHP) est la plus grande enquête jamais entreprise dans ce secteur en Allemagne. Elle est subventionnée par le gouvernement fédéral avec plus de 250 millions FF. Cette étude se veut épidémiologique en attaquant les facteurs traditionnels de risque.

Il s'agit d'une étude d'intervention au niveau local, dans 7 régions représentatives du pays, dont la population est en moyenne d'environ 100 000 habitants. Les résultats épidémiologiques sont obtenus à partir d'une population d'évaluation qui a été sélectionnée parmi les hommes et les femmes allemands âgés de 25 à 69 ans demeurant dans la région.

Les interventions et la mise en place des programmes ont débuté en 1984. La fin en est prévue pour 1991. Une de ces régions d'intervention est une partie de la ville de Brème, au nord du pays. Récemment, l'équipe qui en a la charge a publié des résultats intermédiaires, couvrant la période de 1984 à 1988, dans sa région[1].

Les graphiques présentés en annexe mettent en relation les résultats de Brème (noir) et de la totalité des régions (gris) avec ceux d'une enquête nationale (quadrillé) avec 200 points de prélèvement auprès d'environ 5 000 personnes représentatives pour la population cible (25-69 ans), femmes (Frauen) et hommes (Männer) séparément.

Le graphique 1 montre le changement du risque de mortalité cardio-vasculaire. Cette variable comprend tous les facteurs de risque; elle est estimée avec la fonction logistique multivariable (MLF) à partir de données d'un échantillon de la population américaine (NHANES-1 Epidemiological Follow-Up Study) du National Center for Health Statistics des Etats-Unis pour les femmes et les hommes.

En Allemagne, on trouve une augmentation du risque de mortalité cardio-vasculaire de 4 % chez les hommes et de 7 % chez les femmes. Dans les régions d'intervention presque aucun changement ne se fait remarquer, sauf en Brème où le risque diminue, chez les hommes, de 6 %, et chez les femmes, de 9 %.

Dans le graphique 2 sont décrits les changements, entre 1984 et 1988, des prévalences de fumeurs.

Chez les femmes des trois groupes, la prévalence des fumeuses a augmenté. Chez les hommes, au contraire, la prévalence dans les régions d'intervention a baissé sensiblement par rapport au niveau national (16 points). Cette diminution est significative.

Quant aux interventions sur les facteurs de risque liés à la nutrition, les résultats sont décevants. Les changements de la surcharge pondérale (BMI > 25) sont décrits par le graphique 3. La prévalence de la surcharge pondérale est devenue plus importante

---

1 Bremer Institute für Präventionsforschung und Sozialmedizin, Halbzeit. Konzepte une Zwischenergebnisse der Evaluation der DHP/Bremen, Bremen, 1989

dans la population d'intervention qu'au niveau national, où elle a reculé.

Encore plus parlante est le cas de l'hypercholestérolémie qui a, semble-t-il, progressé partout, malgré (ou à cause de) toutes les actions menées à son encontre. A Brème l'hypercholestérolémie a augmenté dans des proportions plus importantes que dans l'ensemble du pays (graphique 5).

En revanche, la prévalence d'hypertension artérielle a baissé. Là on constate que les hypertendus sont mieux contrôlés : moins 5 % dans les régions d'intervention. On ne peut éviter l'hypothèse que les médecins s'intéressent et s'occupent davantage des hypertendus qui, auparavant, n'étaient pas encore leurs patients.

En résumé, on trouve dans la région de Brème plusieurs points saillants par rapport à l'échelon national :

- l'obésité a augmenté de 6 points chez les femmes, de 1,5 points chez les hommes
- l'hypercholestérolémie a augmenté de 5 points chez les hommes et les femmes
- l'hypertension artérielle (non contrôlée) a baissé de 35 points chez les femmes et de 20 points chez les hommes
- la fréquence de fumeurs a baissé de 16 points chez les hommes et n'a pas changé chez les femmes.

Vraisemblablement, les interventions auprès de la population n'ont pas eu les effets souhaités, c'est-à-dire une réduction de la mortalité cardio-vasculaire et de la prévalence des facteurs de risque.

II. LES STRUCTURES ET LA PREVENTION

Pourquoi la prévention n'a-t-elle pas mieux réussi ? Est-ce qu'on doit encore attendre ? Guère. Une prévention comme intervention auprès des malades potentiels n'est pas suffisante. En essayant de globaliser notre image de la prévention, je propose de discuter davantage le rôle des organisations du système médical pour la prévention. Nous avons beaucoup réfléchi sur ce que les intervenants directs peuvent faire pour améliorer la prévention et l'état de la santé de la population. Mon avis est que l'on a négligé les conditions institutionnelles et structurelles pour celle-là. Comment les intervenants sont-ils motivés à pratiquer la prévention, par la structure et les règlements du système médical ? Est-ce que la continuité des soins préventifs est assurée ? Quels sont les critères pour des transferts des clients/patients ? Par exemple du médecin généraliste au spécialiste ou au groupe d'entraide ?

En Allemagne les Caisses d'assurance maladie se sont engagées dans la campagne pour la prévention. Pourquoi ? Etant dans une situation concurrentielle, elles font ainsi leur propre publicité pour attirer de nouveaux assurés.

Et les médecins, payés à l'acte comme en France, de quelle façon sont-ils intéressés à la prévention ? En Allemagne, il y a deux issues : médicaliser la prévention comme ils le font dans le cas d'hypertension artérielle et d'hypercholestérolémie , ou réaliser des examens de santé, dont le droit de les pratiquer est réservé aux médecins généralistes et aux médecins spécialisés en médecine interne.

Cela n'est pas nouveau : la prévention a sa limite devant la mort. On ne peut qu'améliorer la situation actuelle, c'est-à-dire diminuer la fréquence des maladies précoces ou la mort précoce, mais on ne peut pas les abolir.

Malgré les multiples efforts préventifs, la population apparaît comme davantage malade. L'espérance de vie et, en même temps, le risque de morbidité cardio-vasculaire, augmentent. Nous devons accepter le fait que la période d'incapacité avant la mort se prolonge. Etant donné que nous sommes plus longtemps malades durant la vie, je propose que la prévention se préoccupe aussi -c'est à dire davantage- des clients "déjà malades". Les malades méritent autant les soins préventifs et ils en ont besoin.

Une prévention équilibrée comprend aussi la réhabilitation ou la réadaptation. Je propose la revitalisation du concept de la prévention tertiaire. En reconnaissant que la réadaptation dans toutes les spécialités médicales est une partie intégrale de la prévention, ses acteurs réussissent mieux à accomplir leurs tâches difficiles, car ils ont accepté les limites du pouvoir humain envers le cycle de la vie.

Finalement, je voudrais ajouter deux hypothèses négligées, qui expliqueraient la faillite de certaines mesures préventives et qui se situent au niveau individuel :

1. Nous ne tenons pas suffisamment compte de ce qu'un comportement à risque peut avoir des avantages pour (la santé d') un individu qui ainsi choisirait toujours des comportements dont il serait d'une certaine façon bénéficiaire : par exemple, il fume pour se détendre, il mange pour faire passer une mauvaise humeur.

2. Une hypothèse similaire dit que la santé n'est pas toujours et pour tout le monde la valeur la plus importante. Quand boire

ensemble de l'alcool devient un événement social, c'est l'intégration dans un groupe dont la valeur attribuée est supérieure à la santé; de même quand on fume pour se stimuler dans le travail.

III. CONCLUSION

Sur la prévention communautaire en France

Lors d'un séjour d'étude en France, j'ai eu la chance de faire la connaissance de la prévention communautaire "à la française". J'ai parcouru le pays entier, visité des projets sur place, interviewé des responsables au niveau local et national. Mon expérience est quasi-unanime : dans le domaine de la prévention communautaire en France, il n'a pu être établi un réseau d'acteurs, il n'y a presque aucun échange entre les acteurs (ni forum pour le faire). Les projets-actions ne sont évalués que dans leur dimension monétaire, à la demande des organismes financiers. Par conséquent, on ne trouve pas de suivi scientifique.

En somme, la prévention communautaire en France a peu de chance de se développer si les acteurs n'échangent par leurs expériences, si les projets ne sont pas scientifiquement évalués et discutés par le public intéressé.

Sur les centres locaux de service communautaire (CLSC) au Québec

Les CLSC au Québec ont été créés au début des années soixante-dix comme des organismes communautaires orientés vers la prévention. L'idée principale, l'adaptation aux besoins de la population locale, s'oppose à une direction centralisée. Or, l'approche participative de la part du ministère des Affaires sociales et de son ministre, Claude Castonguay, ne se concrétisait pas, car le pouvoir central ne peut pas forcer l'application de ce principe, sans l'ignorer. La population n'a pas retenu ni bien accueilli cette nouvelle institution que représentent les CLSC. De plus, l'opposition systématique des médecins n'a pas joué en faveur des centres. Ils ont créé des polycliniques comme contrebalance. Et l'offre traditionnelle de service se révélait plus attractive pour les patients que les CLSC.

Cet exemple démontre que même les planificateurs de bonne foi, qui prétendent faire participer la population, ne réussissent pas toujours à implanter leurs idées, surtout quand elles sont nées dans un cabinet ministériel.

VERÄNDERUNG DES KARDIOVASKULÄREN MORTALITÄTSRISIKOS
(NHANES - 1 MLF) 1984-1988

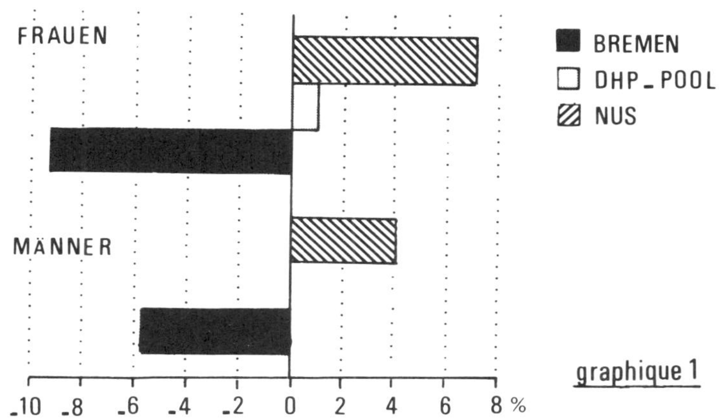

graphique 1

VERÄNDERUNG DER PRÄVALENZ DES RAUCHENS 1984-1988

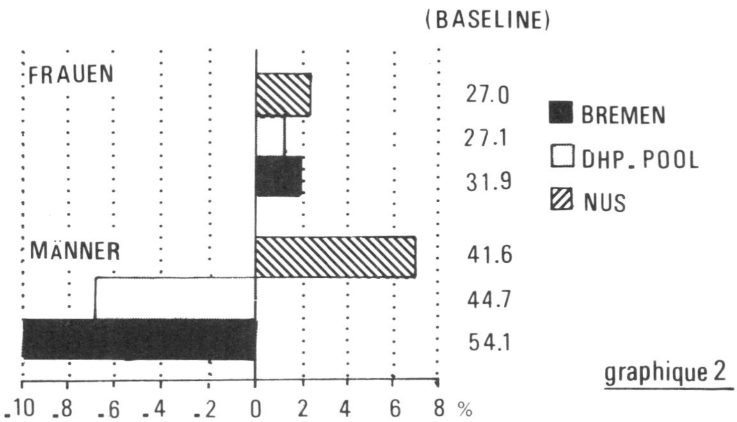

graphique 2

RELATIVE VERÄNDERUNGEN BEI ÜBERGEWICHT
(BODY MASS INDEX > = 25.0) 1984-1988

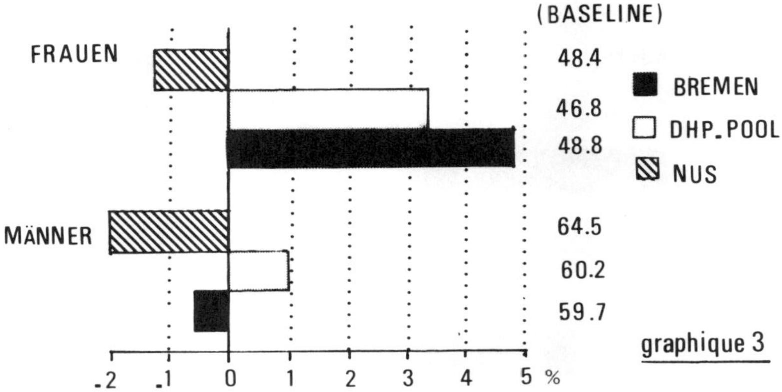

graphique 3

RELATIVE ÄNDERUNG DER HÄUFIGKEIT VON HYPERCHOLESTERINÄMIE
(GESAMTCHOLESTERIN > = 220 MG/DL) 1984-1988

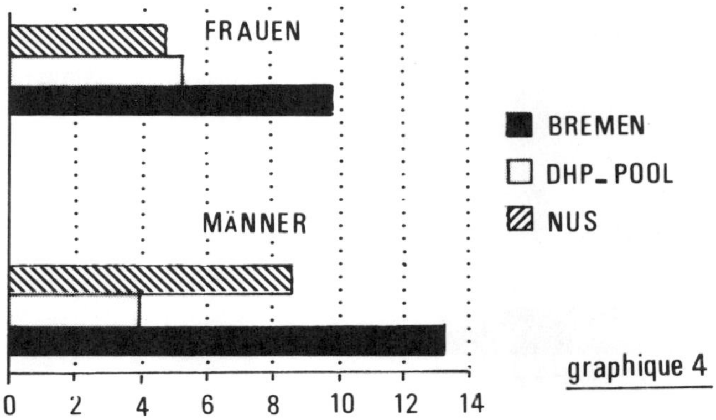

graphique 4

RELATIVE ÄNERUNG DER PRÄVALENZ VON UNKONTROLLIERTEN HYPERTONIKERN (WHO - KRITERIEN) 1984-1988

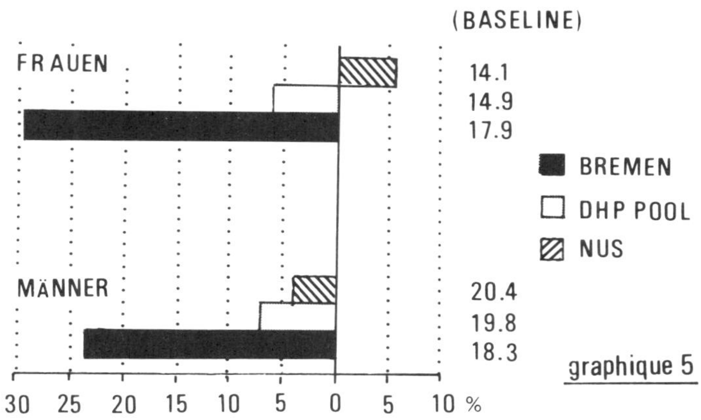

graphique 5

CHOLESTEROL ET RISQUE CORONARIEN : LE CHOIX DES STRATEGIES DE PREVENTION N'EST-IL QUE SCIENTIFIQUE ?

Dominique BROCLAIN

Les sociétés modernes, souligne Claude Fischler [3], sont devenues "lipophobes", elles haïssent les graisses. Dans la période qui va de la fin du XIXe siècle à nos jours, cette montée de la lipophobie s'est opérée simultanément sur trois fronts distincts : la médecine, la mode et l'apparence corporelle, la cuisine et l'alimentation quotidienne.

Fischler situe au début des années cinquante la modification profonde du regard porté par l'institution scientifique médicale sur les graisses. Trente ans auparavant, "des polémiques scientifiques faisaient encore rage sur la question de savoir si les tissus adipeux avaient un rôle utile ou néfaste, dans les années cinquante, on les tient pour franchement menaçants. Le cholestérol[1], une graisse, commence à prendre une place importante dans le discours médical et

1 Le cholestérol est une substance indispensable à l'organisme des animaux supérieurs qui le synthétisent eux-mêmes. Chez l'homme, il est essentiellement synthétisé par le foie et ne provient qu'en partie de l'alimentation. Le sang véhicule ces apports endogènes et exogènes de cholestérol grâce à des protéines transporteuses (lipoprotéines) aux différents tissus. Le cholestérol est un constituant essentiel des membranes cellulaires. La molécule de cholestérol sert à produire toute une gamme d'hormones lorsqu'elle parvient au niveau des glandes surrénales, des glandes génitales ou du placenta, au cours de la grossesse. Les acides biliaires, qui permettent la digestion des lipides, proviennent de la dégradation du cholestérol. Cette molécule on ne peut plus physiologique est entrée dans les consciences comme un fléau qui doit être exorcisé à tout prix du fait de la forte corrélation existant entre le taux de cholestérol sanguin, l'existence de dépôts lipidiques au niveau des coronaires et le risque de maladies ischémiques du coeur.

dans l'imaginaire de la morbidité". Le processus, selon l'expression de Claude Fischler, sera celui d'une "diabolisation du cholestérol".

Le "cholestérol" a quitté le domaine strictement médical pour préoccuper aujourd'hui une large fraction du public des pays industrialisés. Les experts sont divisés sur la définition des taux de cholestérol sanguin justifiant la mise en route d'un traitement. Des intérêts financiers considérables sont liés à l'extension des marchés de l'aliment allégé ou dépourvu en cholestérol et du médicament hypocholestérolémiant. Cette extension va de pair avec les taux de cholestérol adoptés pour marquer les paliers séparant le faible du haut risque. La lutte d'influence pour abaisser le seuil du pathologique à 2 g/l bat son plein. Les experts se montrent relativement divisés sur ces questions d'intérêt public.

La conférence des 17 et 18 novembre 1989 sur le thème "Cholestérol sanguin, alimentation et risque coronarien", organisée par la Fondation de l'Avenir (Mutualité Française) et inaugurée par Claude Evin, ministre de la Santé, s'est proposée de dresser un bilan des connaissances scientifiques amassées en ce domaine et d'en tirer des recommandations adaptées aux spécificités de la situation française. La procédure dite de "conférence de consensus" se présente à la fois comme dispositif de régulation de controverses scientifiques et comme dispositif d'influence des pratiques médicales. Une des raisons d'être de ce dispositif est, en effet, de confronter, dans le domaine médical, "faits scientifiques" et "faits de pratique" dans l'espoir de favoriser l'ajustement des pratiques soignantes aux connaissances scientifiques acquises dans les sphères de la recherche clinique et épidémiologique.

Une "consensus development conference" (conférence de recherche de consensus), selon les critères de l'OMAR (Office Of Medical Application of Research du NIH), comporte, schématiquement quatre étapes :

1) Un comité d'organisation choisit le thème de la conférence et un ensemble de questions de travail relatives à ce thème

2) Ce comité décide du choix des acteurs de la conférence, un groupe d'experts et un jury

3) Les experts représentant, en principe, l'ensemble des points de vue, ont pour mission de répondre aux questions élaborées par le comité d'organisation.

4) Le jury, en principe non-partisan, est composé de personnalités médicales (parfois non médicales) n'appartenant pas aux disciplines scientifiques directement concernées par le thème de la

conférence. Le jury est compétent pour juger de la teneur et des enjeux des débats, mais n'est pas composé d'experts du thème. Sa mission, après audition des experts, est de produire des conclusions provisoires et de livrer celles-ci à un débat public contradictoire avant de rédiger les conclusions définitives qui seront diffusées aux professionnels de santé (et, le cas échéant, au grand public).

En amont de la tenue de la conférence de consensus de la Mutualité Française, plusieurs conférences de consensus avaient eu lieu sur le même thème à l'étranger : aux Etats-Unis en décembre 1984, au Danemark en septembre 1986, aux Pays-Bas en mars 1987 et au Royaume-Uni en juin 1989. En juin 1986, un groupe d'experts de l'European Atherosclerosis Society avait élaboré une stratégie commune à 21 pays d'Europe pour prévenir l'apparition des maladies coronariennes. En avril 1989, s'inspirant des recommandations européennes, le conseil d'administration de l'ARCOL (Comité français de coordination des recherches sur l'athérosclérose et le cholestérol) réalisait une série de recommandations pour la France, diffusée aux médecins praticiens par les Laboratoires Fournier et MSD sous le nom de "consensus français sur le cholestérol et les dyslipidémies".

L'appréciation du risque coronarien est sujet à une variabilité notable : un risque faible dans un cas devient "risque moyen" dans un autre et un "risque modéré" est, ailleurs perçu comme "haut risque".

Deux catégories de recommandations s'opposent, défendues par deux groupes distincts qui se qualifient mutuellement, les uns de "laxistes", les autres "d'interventionnistes".

Est qualifiée "d'interventionniste" (par les "laxistes") la très officielle conférence de consensus américaine de 1984, qui recommande à tous les américains des deux sexes âgés de plus de deux ans de suivre un régime hypocholestérolémiant préventif. Le taux sanguin de cholestérol est le critère à partir duquel sont définis des individus à faible risque, risque modéré et haut risque de maladie coronarienne. Dans chaque classe d'âge, les taux de cholestérol se distribuent selon une courbe en cloche. Le traitement est recommandé pour toute valeur de la cholestérolémie située au-delà de la zone qui rassemble les trois premiers quarts de valeurs possibles. Le taux de cholestérol moyen des américains se trouvant au niveau de cette frontière purement mathématique, la moitié de la population des Etats-Unis s'est trouvée ainsi classée "à risque moyen" ou "élevé".

Plus concrètement, tout taux de cholestérol sanguin dépassant 1,85 g/l avant vingt ans, 2,40 g/l à la trentaine et 2,60 g/l après la quarante ans a été défini comme "risque élevé", ce qui implique un traitement diététique intensif complété, si le taux ne se normalise pas, d'un traitement médicamenteux. Les cholestérolémies supérieures à 1,70 g/l avant 20 ans, à 2,20 g/l à la trentaine est à 2,40 g/l après 40 ans représentent, selon ces recommandations toujours actuelles, un "risque modéré" et doivent conduire à un régime d'autant plus intensif qu'existent d'autres facteurs de risque.

Le mois suivant la conférence américaine, un éditorial scientifique de la respectable revue Science donnait la parole à d'éminents experts affirmant, en substance, que les données épidémiologiques présentées alors ne justifiaient pas de telles mesures préventives et avaient été interprétées abusivement. Ces critiques n'ont cependant jamais freiné le développement de l'US National Cholesterol Program, gigantesque programme de prévention lancé en novembre 1985 sur la base des recommandations de la conférence de 1984 et qui poursuit encore aujourd'hui son action avec des moyens considérables en direction des professionnels et du public.

Qualifiées "d'interventionnistes" par leurs détracteurs sont, elles aussi, les recommandations produites par l'ARCOL, pour la France, l'an dernier. La définition mathématique du "risque modéré" et du "haut risque" en fonction de l'âge y est abandonnée, car les taux de cholestérol se distribuent, observe-t-on, dans les classes d'âge d'une manière différente selon les pays considérés. Le risque coronarien associé à un taux de cholestérol donné devient, dans ces recommandations, indépendant de l'âge et existe à partir de 2 g/l. La découverte d'un taux compris entre 2 g/l et 2,50 g/l doit entraîner une restriction de la ration calorique et des conseils nutritionnels. le régime hypolipidémiant et le traitement médicamenteux (en cas d'échec du régime) sont prescrits à partir de 2,50 g/l. Au delà de 3 g/l, le recours à un "service spécialisé dans les lipides" ou à "un spécialiste" est conseillé pour "de plus amples recherches, la mise en route d'un régime et, si nécessaire, d'un traitement médicamenteux". La conduite à tenir recommandée aux médecins est, en fait, plus détaillée car elle prend notamment en compte les résultats du dosage sanguin des triglycérides, autre catégorie de lipides sanguins reconsidérée récemment en tant que facteur de risque cardio-vasculaire.

Quelques mois donc après la diffusion du consensus entre experts réalisé au sein de l'ARCOL, se tient la première "conférence de consensus" française sur le même thème, qui confronte "laxistes" et "interventionnistes" face à un jury constitué de médecins et non-médecins, n'ayant aucun intérêt personnel direct, en principe, à défendre un point de vue plutôt qu'un autre.

Les recommandations produites par ce jury à partir du même pool de données scientifiques, recommandations perçues comme "laxistes" par un certain nombre de spécialistes, se caractérisent par leur caractère prudent et nuancé. Le cholestérol, sans pour autant être innocenté, s'y trouve "dédiabolisé" et le risque coronarien relativisé. Les recommandations visent le groupe de la population chez lequel le lien entre cholestérolémie élevée et risque coronarien est solidement documenté, c'est-à-dire l'homme jeune ou d'âge moyen : l'extrapolation aux groupes (femmes avant la ménopause, personnes de plus de 65 ans) pour lesquels le risque est moindre ou non solidement établi est ici refusée.

Autour de 2 g/l - 2,20 g/l de cholestérol sanguin, aucune recommandation diététique n'apparaît justifiée. Le taux de 2,50 g/l représente un seuil dont le franchissement doit entraîner une attitude plus active : un régime appauvri en graisses, les éventuels facteurs de risque associés (tabagisme, excès pondéral, sédentarité) sont l'objet de mesures préventives renforcées. Autour de 2,80 g/l - 3 g/l et au-delà, les mêmes mesures s'appliquent, renforcées au besoin et ce n'est qu'alors, en cas d'efficacité insuffisante, qu'un traitement médicamenteux est considéré comme légitime.

La publication de ces recommandations sera suivie d'une vive polémique au niveau de la presse d'information professionnelle mais aussi de la presse "grand public".

Dans cette bataille des taux, à ces enjeux de santé publique se surajoutent les enjeux commerciaux de l'industrie agro-alimentaire et de l'industrie pharmaceutique.

L'industrie agro-alimentaire a subi de profondes mutations à partir des années soixante-dix, sous la pression des campagnes de prévention des maladies cardio-vasculaires aux Etats-Unis. Après une période d'hostilité ouverte, l'industrie alimentaire s'est appuyée sur les normes de santé produites par la communauté médicale pour concevoir et commercialiser de nouveaux produits, produits allégés en graisses saturées ou en cholestérol, produits "sans cholestérol". En France, avec un chiffre d'affaires avoisinant les 600 milliards de francs en 1989, cette industrie représente un enjeu économique d'importance nationale et est devenue acteur de santé publique à part entière du fait de sa forte influence sur l'évolution des moeurs alimentaires.

En matière de médicaments hypocholestérolémiants, la FDA (Food and Drug Administration) insiste sur le fait que les études épidémiologiques montrant un bénéfice concernent des hommes fortement hypercholestérolémiques d'âge moyen et que l'extrapolation de ces résultats aux hypercholestérolémies moyennes, aux sujets jeunes et aux femmes reste, en l'état actuel des connaissances, hasardeuse. Il n'en reste pas moins que le marché des hypolipidémiants est un marché gigantesque et en croissance exponentielle : on a pu estimer à 60 millions le nombre d'américains hypercholestérolémiques, âgés de 20 ans et plus, candidats à l'intervention diététique et, en cas d'échec de cette dernière, à l'intervention médicamenteuse.

En France, l'excès de cholestérol est qualifié, dans la presse destinée à l'industrie pharmaceutique, de "marché du siècle". La "bataille des 2 grammes" bat son plein dans la presse d'information professionnelle des médecins. En 1989, entre 1000 et 2000 visiteurs médicaux, représentant l'ensemble des laboratoires concurrents produisant des médicaments hypocholestérolémiants, ont fait la promotion de leurs molécules auprès du corps médical. En France, le marché potentiel est, en proportion, aussi large qu'aux Etats-Unis : les hypolipidémiants se prennent à vie et le prix de revient moyen du traitement par les dernières nées des molécules "anti-cholestérol" est de 250 francs par mois... Entre juin 1989 et juin 1990, le marché français des hypolipémiants a réalisé un accroissement de 75 % de son chiffre d'affaires (CB News, No 179, septembre 1990).

Construction des normes et sociologie des sciences :

La reconnaissance de la relation de dépendance qui lie l'activité scientifique au contexte social est au coeur du développement de la sociologie de la science.

L'idée selon laquelle le contenu de l'activité scientifique, au nom de son objectivité, échappe à l'explication sociologique, a dominé dans le milieu des sciences sociales jusqu'à la fin des années soixante [7]. A partir de cette période, un courant sociologique dit "relativiste" prend de l'ampleur et montre que les résultats de recherche, loin d'être de pures "données brutes", sont objets de discussion et de négociation entre scientifiques : les données empiriques recueillies pour le montrer ont été empruntées, en général, à l'analyse de controverses, un consensus immédiat donnant peu prise à l'analyse sociologique.

La question de la constitution des consensus et controverses scientifiques s'est ainsi peu à peu érigée en problématique classique en sociologie de la science.

Nous signalerons ici le travail de Beauchamp [2] qui distingue cinq modalités de fin de controverse : clôture par administration d'une preuve irréfutable (les positions adverses apparaissent dès lors intenables), clôture par consensus (aucun argument décisif n'a été apporté mais un consensus s'est fait sur l'une des positions, les positions alternatives ayant été disqualifiées), clôture formelle (la controverse prend fin à travers une procédure formelle mise en place pour que, justement, cesse la controverse), clôture par mort naturelle (la controverse s'éteint spontanément, par épuisement de l'intérêt des parties adverses), clôture par négociation (un compromis acceptable par toutes les parties en présence est atteint à travers un processus de négociation).

Comme le font remarquer Tristram Engelhardt et Caplan [13], une controverse scientifique se résolvant sur un terrain autre que celui de l'argumentation rationnelle est vouée à se réouvrir un jour ou l'autre sur un plan purement scientifique, et ce d'autant que les nouveaux savoirs produits au cours du temps sont susceptibles de renouveler l'argumentation.

C'est notamment le cas de la clôture par consensus qui, par contraste au mode de résolution par administration d'une preuve décisive, repose sur des bases qui ne relèvent qu'en partie de l'argumentation rationnelle.

Dans cette catégorie particulière de situations où des normes scientifiques ont à être établies, la controverse, soulignent Tristam Engelhardt et Caplan, se résout, en général, par une négociation entre les parties.

Ainsi, en matière de risques liés à l'utilisation de l'énergie nucléaire, adopter des normes de sécurité trop laxistes expose au risque de payer un tel choix en termes de vies humaines et de ressources économiques perdues. Les conséquences du choix alternatif, qui consiste à établir des normes trop strictes, a lui aussi son coût humain et économique. La décision à prendre repose sur la "pesée" aussi rigoureuse que possible des conséquences propres aux différents choix possibles et sur le classement des conséquences attachées à chaque norme considérée par ordre de poids décroissant.

Ici, tant la pesée que le classement sont matière à controverse scientifique.

Cette catégorie de débats ne peut déboucher, poursuivent-ils, sur un mode de résolution rationnel et définitif car "il n'est pas possible de faire appel à un observateur moralement neutre ou à un groupe d'observateurs désintéressés en vue d'obtenir une réponse. Une réponse particulière reflète un jugement de valeur particulier...". La clôture de ces controverses ne peut venir qu'au travers d'une négociation des valeurs en compétition dans le débat.

Comme nous avons pu l'observer de l'intérieur même de la conférence de la Mutualité Française, où le jury a été accusé d'être manipulé et où une reprise en main des conclusions du jury par les experts a été tentée par l'un des organisateurs scientifiques, le dispositif, en donnant le dernier mot à un jury composé délibérément de personnalités "non-expertes" du domaine, met en cause le pouvoir de l'expert et déclenche des réactions visant à discréditer les conclusions, non pas sur la base d'une argumentation scientifique ou de santé publique, mais sur celle d'une simple accusation d'"incompétence" des membres du jury à exercer leur jugement sur un domaine "aussi complexe". Par ailleurs, le consensus est, en dernière analyse, celui du jury, comme en témoigne la persistance de la polémique entre experts après la conférence.

Quelle place tient la science dans le choix des options retenues par les différentes parties ? Les études épidémiologiques montrent que la courbe d'augmentation de la fréquence d'apparition des maladies coronariennes ou de la mortalité par infarctus en fonction de l'importance du taux de cholestérol sanguin est une courbe continue, sans aucun seuil, visible et bien marqué, entre valeurs à risque nul et valeurs à haut risque. La détermination de ces limites ne peut, dès lors, être qu'arbitraire.

Nous formulerons ici l'hypothèse que ce problème de santé publique se pose dans les termes de la science mais que celle-ci est incapable d'y répondre.

"*La recherche scientifique, écrit Lucien Abenhaïm* [1], *peut proposer des éléments, des informations, des données, qui peuvent s'avérer utiles (ou non) d'un point de vue décisionnel, que le décideur peut prendre en considération, mais elle ne peut pas définitivement indiquer quelle est la solution au problème posé*".

Dans les pays industrialisés, la référence à l'argument scientifique, souligne Lucien Abenhaïm, est la règle, ou tend à le devenir, dans la plupart des processus décisionnels en santé publique. On attend de la science qu'elle annule ou réduise l'incertitude quant aux différentes options.

Or l'importance d'un risque ne peut s'établir qu'à travers un jugement de valeur, même si des critères quantitatifs interviennent pour situer l'importance du risque.

La décision de santé publique fait, de plus, intervenir, consciemment ou pas, des paramètres sociaux, économiques, culturels psychologiques et éthiques. Une politique sanitaire donnée, par exemple, indique le degré de risque qu'une société est prête à faire accepter à ses membres.

Nombre de problèmes de santé publique, pour des raisons éthiques et de moyens ne se prêtent pas à l'expérimentation.

"*L'on est presque systématiquement réduit, poursuit Lucien Abenhaïm, à extrapoler des connaissances produites dans certaines conditions à d'autres conditions, le plus souvent très différentes. C'est dans ces processus d'extrapolation que se situent les niveaux d'incertitude extrêmement élevés qui nous intéressent ici et qui représentent un "jeu" (au sens ou une porte joue) dans la connaissance au sein de laquelle se situe, justement, la décision. Les éléments d'extrapolation sont les suivants :*

- extrapolation hautes doses-basses doses
- extrapolation d'une population à une autre
- extrapolation de l'animal à l'homme
- extrapolation d'une condition d'exposition à une autre (...).

Le rôle de plus en plus important joué par la référence à la science, alors que celle-ci n'est pas en mesure de répondre avec certitude aux questions "trans-scientifiques" posées se traduit par une place croissante accordée à l'expert scientifique dans les processus décisionnels (...). L'expertise consiste à dépasser le simple niveau des données pour formuler une prise de position scientifique qui peut être la substance d'une décision (...). Mais la quantité d'incertitude, le "jeu", que l'on a noté, laisse une place importante à l'expression quasi-personnelle de l'information scientifique par l'expert. Cette interprétation se fait sur la base de critères implicites qui renvoient aux valeurs de celui qui est chargé de l'expertise : tel, dans le doute, préfèrera confirmer l'existence d'un risque, alors que tel autre s'y refusera... C'est pourquoi des processus plus formels de formulation de l'avis d'experts se sont développés ces dernières années aux Etats-Unis" [1].

Dans la conférence de consensus de la Mutualité Française, l'une des premières incarnations françaises de tels dispositifs formels, le problème éthique posé par le choix d'une politique de prévention du risque coronarien et le fait que les questions posées (choix des seuils d'intervention, définition du "haut risque", du "risque modéré" et du "faible risque") n'étaient pas des questions purement scientifiques et n'ont pas été explicitées en tant que telles. Le fait que le consensus entre experts ne s'y est pas produit n'est pas sans rapport, nous semble-t-il, avec cette absence de présentation explicite des enjeux scientifiques, éthiques et sociaux de la conférence sous forme de questions adressées aux experts clairement formulées en ce sens.

Bibliographie :

1. ABENHAIM L. *La décision. L'exemple du risque technologique* **in** *Santé Publique*, Gilles Brücker et Didier Fassin, Ed Marketing, 1989, 824-839
2. BEAUCHAMP T. *Ethical Theory and the Problem of Closure*. **in** Tristram Engelhardt Jr H, Caplan AL eds, "*Scientific Controversies*", Cambridge University Press, 1987, 27-48
3. FISHLER C. *L'homnivore,* Edition Odile Jacob, 1990, 414 pages
4. GRUNDY S. Cholesterol and Coronary Heart Disease, a New Era, *JAMA*, 256, 20, 1986, 2849-2858
5. JACOTOT B et coll. Prévention de la maladie coronarienne : politique générale de la Société européenne d'athérosclérose, *Rev Praticien, Cardiologie*, n° 19, 1988, 1276-1280
6. KOLATA G. Heart Panel's Conclusions Questionned, *Science,* vol 227, 4 january 1985, 40-41
7. MATALON B. Sociologie de la science et relativisme. *Rev Synthèse*, n°3, juillet-septembre 1986, 267-290
8. MERTON RK. *The Sociology of Science*, University of Chicago Press, 1973
9. MOORE TJ. *The Cholesterol Myth*, The Atlantic, september 1989, 37-70. Extraits de l'ouvrage de Moore "*Heart Failure*", paru chez Random House en septembre 1989
10. MULLAN F, JACOBY I. The Town Meeting for Technology. The Matruation of Consensus Conferences. *JAMA*, 254, n°8, 1985, 1068-1072
11. PERRY S. Consensus Development, an Historical Note, Int. *J Technology Assesment in Health Care*, 4, 482-484, 1988
12. SEROG P. *Les nourritures allégées : diversité, nécessité, mode... ou divagations*. Projections n°3 (La révolution lipidique), 1991
13. TRISTRAM ENGELHARDT Jr H., CAPLAN AL. Patterns of Controversy and Closure : the interplay of knowledge, values and political forces **in** *Scientific Controversies*, Cambridge University Press, 1987, 1-23
14. WYSOWSKI DK. Prescribed use of Cholesterol-lovering drugs in the United States, 1978 through 1988, *JAMA,* 263, n°16, 1990, 2185-2188

PREVENTION SANITAIRE
ET REPRODUCTION SOCIALE

Claude RAYNAUT

Mon propos est à considérer non comme les réflexions solidement articulées et argumentées d'un spécialiste de la prévention, mais plutôt comme des idées jetées au fil de la plume -avec le risque inhérent à un tel exercice : celui d'être soit trop général, soit trop anecdotique.

Ce qui me paraît frappant, lorsque l'on évoque le problème de la prévention, c'est que la question est abordée presque exclusivement en termes de Psychologie Sociale -comportements, attitudes, modèles collectifs... Les enquêtes CAP (Comportements, Attitudes, Pratiques) lancées par l'OMS, à propos du sida notamment, me paraissent exemplaires à ce sujet. C'est l'individu qui constitue l'objet de compréhension - et par suite, l'objectif d'action. Il en est de même à l'occasion de démarches beaucoup plus fines et approfondies du type de celles qu'illustre l'ethnopsychiatrie.

Cela me laisse insatisfait. Non pas que cette approche me paraisse illégitime ou dépourvue d'intérêt, mais parce qu'elle me semble partielle dans la mesure où elle n'aborde la réalité qu'en fonction d'une seule échelle d'appréhension. Au cas où elle deviendrait dominante, il y aurait risque de dérive dans l'analyse des pratiques sociales.

Je ne me hasarderai pas à généraliser une telle remarque à la prévention, n'ayant pas la connaissance de tout ce qui se dit et s'écrit dans ce domaine. Il me semble, en revanche, que l'Anthropologie court peut-être le risque que je viens d'évoquer. J'ai le sentiment que tout le courant -au demeurant extrêmement riche- qui se consacre à l'analyse des représentations sociales, tend à trop privilégier l'application de ce concept à la sphère de la subjectivité individuelle. La fréquence de plus en plus grande du mot "malheur" sous la plume des anthropologues qui écrivent sur la maladie m'en paraît un témoignage parmi d'autres.

Certes, le point de vue de l'individu est particulièrement pertinent pour celui qui veut comprendre des pratiques et, éventuellement, agir sur elles. Il ne faut pas, néanmoins, que son hégémonie conduise à perdre de vue qu'il existe d'autres niveaux de lecture des faits, qui sont susceptibles d'apporter d'autres éclairages; de mettre en lumière d'autres logiques, reposant sur d'autres articulations. Je pense, notamment, à une approche plus globale faisant davantage place à l'analyse des groupes, des systèmes et des structures sociales - et vis-à-vis de laquelle, en fin de compte, l'Anthropologie est peut-être mieux armée que lorsqu'elle adopte une démarche plus centrée sur l'individu. D'autres disciplines disposent de concepts et de méthodes d'investigation plus adéquats pour aborder le réel à cette échelle.

Le fait de se donner pour objet d'analyse des entités collectives permet notamment de recourir à une notion dont le rapprochement avec celle de prévention peut se révéler tout à fait fructueuse : celle de *reproduction*.

Tout système social -en dehors de circonstances extrêmes- obéit en fin de compte à une ultime finalité : celle de sa propre reproduction et ce, sur plusieurs plans : matériel, structurel et symbolique. La *prévention* à l'égard de l'accident perturbateur constitue donc une propriété fondamentale de tels systèmes. Certes, la finalité de reproduction n'est pas d'ordre purement et simplement homéostatique car l'accident, l'événement -ou même le jeu des contradictions internes- peuvent conduire à des adaptations et donc à des changements. L'équilibre du système, considéré comme sa capacité à se perpétuer mutatis mutandis, n'en est pas moins préservé -ou, du moins, tend-il à l'être jusqu'à ses limites extrêmes d'adaptation.

Toute population, dès lors qu'elle s'organise en système et pense son identité, tend ainsi à se prémunir contre les facteurs de désorganisation : à les *prévenir*. Considérée de ce point de vue, la prévention contre la maladie, dont il est ici question, peut n'être envisagée que comme une modalité particulière d'une fonction plus générale de prévention contre la désorganisation.

Un exemple concret peut illustrer ce propos.

Des études menées au Niger sur la malnutrition infantile montrent qu'il est impossible d'analyser les pratiques des mères vis-à-vis du problème alimentaire sans prendre en compte leur appartenance à des réseaux organisés -si ce n'est parfois institutionnalisés- d'échange et de circulation de nourriture[1].

La logique première de ces communautés de voisinage repose non pas sur la poursuite d'avantages matériels, mais sur la circulation de *sens* à laquelle la circulation des plats sert de signifiant. Ces réseaux se donnent en premier lieu à lire comme des lieux de création puis de reproduction de rapports sociaux (rapports d'allégeance-protection); de compétition ostentatoire (de type potlach), parfois d'entraide et de solidarité. C'est sur cette base que se fondent le plus solidement ces groupes, c'est ce qui leur donne une structure et une durée qui en font autre chose que des associations de rencontre.

A un second niveau d'analyse, ils fonctionnent comme des cadres de division du travail, avec des spécialisations (toutes les femmes ne préparant pas les mêmes plats) et des répartitions dans le temps (toutes ne travaillant pas en même temps). A ce titre, ils représentent des moyens de prévention contre l'événement : en cas d'imprévu (maladie, déplacement, occupation urgente) la femme et ses enfants sont sûrs de ne pas manquer de nourriture.

Enfin, dans des situations de crise et de pénurie durables, ces groupes apparaissent comme des structures efficaces de solidarité et de protection. L'appartenance de la mère à de tels réseaux d'échange semble exercer un effet plus positif sur l'état nutritionnel de l'enfant que n'en témoigne à lui seul le statut économique du ménage.

Cet exemple est illustratif de l'intérêt que peut revêtir une démarche menée en terme d'analyse d'un système social pour aborder le problème de la prévention. Ces communautés fonctionnent clairement comme des entités visant à se reproduire à la fois dans leur distribution interne de rôles sociaux et dans l'intégrité physique de leurs membres. Ce sont des unités qui assurent simultanément des fonctions de reproduction sociale et de protection matérielle -donc sanitaire.

---

1 Cet exemple est développé dans : Raynaut Cl., La malnutrition en ville - guide d'analyse interdisciplinaire du milieu humain, CIE/Université de Bordeaux 2, 1990

Si l'on ne tient pas compte de cette logique sociale élargie, au sein de laquelle s'inscrit (avec la prégnance qui lui est propre) le rapport spécifique de la mère et de son enfant, les actions de prévention que l'on entreprend peuvent faire totalement fausse route. C'est le cas, dans l'exemple évoqué ici, lorsque le problème est abordé uniquement au niveau des pratiques des mères à l'égard de leur bébé. Tous les efforts de formation et de "*responsabilisation*" des femmes restent pratiquement sans effet car ils se placent dans une logique individualiste qui ignore les stratégies plus larges à l'oeuvre dans les pratiques alimentaires. Dans la réalité quotidienne, se nourrir étant une affaire collective, il se révèle extrêmement difficile pour les mères de préparer à leur enfant une nourriture spéciale, en s'isolant des circuits d'échanges auxquels elles participent. Ce faisant, elles courent, en effet, le risque de s'isoler de leur réseau social, ce qui les déprécierait socialement et, au bout du compte, les rendrait matériellement plus vulnérables. La formation nutritionnelle qu'elles reçoivent dans le cadre des PMI les place dans une situation où entrent en compétition un modèle très individualisé, spécialisé, de prévention -qui véhicule en fin de compte notre propre représentation des rapports sociaux- et un modèle élargi, qui n'isole pas les individus et qui poursuit simultanément la reproduction sociale (la conformité au groupe) et la reproduction matérielle (la prévention de l'accident) - l'un étant difficilement séparable de l'autre.

On voit que dans un cas comme celui-ci, décision et comportement individuels ne peuvent s'analyser uniquement en termes de représentations spécifiques du corps, de la maladie, de l'alimentation (même si ce sont des éléments importants). Il est nécessaire de resituer l'individu par rapport aux logiques sociales dont il participe et en fonction desquelles la notion de prévention, telle qu'il la vit, prend son plein sens.

Lorsque l'on considère l'approche officielle (OMS, UNICEF) en matière de prévention du sida en Afrique, on a le sentiment de se trouver devant un modèle très semblable à celui que je viens d'évoquer. Projetant un état des rapports sociaux qui est censé être celui de nos sociétés (jusqu'à quel point l'est-il ?), c'est l'individu que l'on prend pour cible principale d'analyse et d'action.

La démarche conceptuelle privilégiée ici est donc celle du marketing et peut se formuler ainsi : quelles sont les opinions et attitudes, latentes et manifestes, de la population des utilisateurs potentiels de préservatifs ? Comment les convaincre d'utiliser la "marchandise" qu'on leur propose ? On se situe tout à fait dans la lignée de la psychologie sociale américaine des années 50/60. S'il est fait appel à l'anthropologue -et c'est parfois le cas-, c'est uniquement comme "décodeur" d'un langage culturel particulier (avec son idiosyncrasie symbolique), afin de pouvoir adapter aux particularités exotiques d'une situation locale un modèle d'analyse lui-même immuable.

A ma connaissance, l'impasse est pratiquement faite sur toute la dimension collective du phénomène, aussi bien en terme d'épidémiologie de la transmission (notamment en ce qui concerne les conditions d'émergence et de reproduction des réseaux de transmission) que du point de vue de la façon dont les structures sociales (groupes de parenté, communautés locales) réagissent physiquement et socialement au choc intense provoqué par cette épidémie.

Il me semble pourtant qu'il y aurait là une façon d'approcher la *prévention* qui serait beaucoup plus proche des réalités, beaucoup moins inféodée à une représentation idéologique des rapports sociaux.

Une démarche à laquelle l'Anthropologie sociale pourrait apporter une pleine contribution.

LES CONDITIONS SOCIALES DE LA TRANSFORMATION DES COMPORTEMENTS

Jean-Pierre BROUAT

Les campagnes de promotion de la santé ont sans doute tout intérêt à ne pas se fonder sur une vision naïve de l'information et une vision a-sociale des comportements et/ou des modes de vie qu'elles visent à transformer. Le schéma intellectuel implicite que l'on observe parfois est à peu près le suivant :

- Tel comportement, tel mode de vie, ont été repérés comme nocifs du point de vue sanitaire.
- Il conviendra donc d'informer les personnes concernées de cette nocivité et leur indiquer les comportements (les modes de vie) de substitution... On présuppose alors que si l'information est bien faite, si elle est éventuellement répétée, on obtiendra les effets escomptés.

Si l'on ne peut nier l'importance de l'information, il y a quelque naïveté à :

- Assimiler la communication à l'échange d'informations. La théorie cybernétique de la communication ne rend, de fait, pas compte de la fonction fondamentale du langage qui n'est pas d'abord de dissiper de l'incertitude. Il s'agit de la théorie au terme de laquelle, dans un acte de communication, il y aurait un émetteur, un récepteur, un message, un canal, un code, une opération de sélection et de codage pour l'émetteur et une opération de décodage et d'interprétation pour le récepteur, la théorie renvoyant les malentendus dans le champ de l'irrationnel.
- S'imaginer qu'il y a une relation de quasi-causalité entre l'explication d'une nocivité, sa compréhension par le destinataire et la

transformation du comportement et/ou du mode de vie correspondant. Cette vision fait l'impasse sur les conditions sociales de la transformation des comportements.

Un comportement est un acte socialisé (peut-être, pour faire vite, on peut considérer tel mode de vie comme un ensemble structuré de comportements), il a donc une signification sociale, il obéit à des régularités qui ne sont pas des caractéristiques individuelles, mais des caractéristiques spécifiques des différents groupes d'appartenance des individus en question. C'est ce point que je vais quelque peu développer.

Mon propos sera centré sur quelques réflexions relatives aux conditions sociales de ce qu'il est convenu d'appeler le "changement de comportement". J'essaierai de répondre à cette question relativement simple : "Quand un comportement (voire une série de comportements) a-t-il (ont-ils) quelque probabilité de changer ?".

Pour répondre à cette question d'une manière satisfaisante, il convient de ne pas "désocialiser" ledit comportement. Un "comportement" est un acte (ou une séquence d'actes), une manière d'être..., qui s'inscrit, certes, dans une histoire individuelle, mais dont la trame de signification est, elle, toujours collective. Les comportements des individus d'une classe d'âge, d'une catégorie socio-professionnelle, d'un groupe ethnique, etc., ne sont interprétables que reliés à la matrice de sens fournie par les institutions significatives des groupes concernés. En conséquence, il serait sans doute plus pertinent de parler de pratiques sociales de santé (= ayant affaire d'une manière volontaire ou non avec la santé) que de comportements sanitaires; le terme de comportement ayant l'inconvénient d'isoler son référent de l'environnement social qui le détermine.

La théorie des normes peut nous rendre ici un grand service en nous fournissant une sorte de modèle d'intelligibilité de cette question de la transformation des comportements. Je vais la résumer brièvement :

On peut définir une norme comme une "obligation sociale", c'est-à-dire comme une contrainte dont la nature n'est que sociale (à ne pas confondre avec la nécessité qui désigne des ensembles de contraintes échappant précisément à l'arbitraire social; par exemple, tout ce qui est de l'ordre des lois de la physique est du registre de la nécessité, c'est-à-dire de l'ordre de l'intransgressable). Ces obligations sociales ont essentiellement pour fonction de créer de la prévisibilité et donc, stabilisant en quelque sorte l'arbitraire, elles permettent aux individus de communiquer à l'intérieur de leurs groupes sociaux d'appartenance.

Dans leur manuel de Psychologie sociale, Newcomb, Turner et Converse[1] proposent une typologie des normes qui me paraît tout à fait "pratique", en ce sens qu'elle permet de rendre compte de ce que l'on considère parfois comme des contradictions entre des prises de position, des "discours" et la mise en oeuvre des actes désignés par ces discours. Ils distinguent les normes perceptives, les normes cognitives, les normes évaluatives et les normes comportementales.

Les normes perceptives sont celles qui règlent la perception des sens à tout niveau : vue, ouïe, odorat, toucher, etc. Ainsi, pour qu'un individu puisse percevoir une couleur identifiable, un son interprétable, il faut d'abord que des "obligations sociales", des normes partagées dans son groupe d'appartenance régulent l'identification des couleurs et des sons : ce n'est que parce qu'existe une obligation sociale au terme de laquelle quand telle longueur d'onde lumineuse frappe notre rétine, il convient par exemple, d'identifier du bleu que nous pouvons dire "c'est du bleu" avec quelque chance d'être compris par quelqu'un qui ne perçoit pas forcément la source lumineuse. Il en est de même pour tous les sens.

Les normes cognitives sont celles qui règlent ce que les membres d'un groupe sont prêts à reconnaître pour vrai. Il s'agit ici de tout ce qui concerne les "croyances", quelle que soit la nature de ces croyances. Ce champ normatif constitue de fait l'objet de la sociologie de la connaissance. Contrairement à ce que la sociologie spontanée pourrait nous inciter à penser, la croyance en la vérité d'une proposition n'est pas le résultat de l'expérimentation que l'individu aurait pu faire des propos tenus et auxquels il donne son assentiment, mais de la position sociale de celui qui les énonce par rapport à lui. L'expérimentation de la vérité d'un propos est, en fait, très rare. Habituellement nous adhérons à une proposition, c'est-à-dire nous la considérons comme vraie si celui qui l'énonce, quand il l'énonce, occupe une position sociale à notre égard où ce qu'il dit est censé être vrai. La crédibilité ne fonctionne pas selon un principe de vérité, mais selon un principe de vraisemblance, et la vraisemblance dépend de structures sociales de crédibilité dans lesquelles se situent à la fois celui qui énonce "telle vérité" et celui qui l'entend et l'accepte comme telle.

---

1 NEWCOMB TM, TURNER RH, CONVERSE PE. *Manuel de psychologie sociale,* PUF, Paris, 1970

Les normes évaluatives constituent l'ensemble des valeurs partagées par un groupe, par une collectivité, indépendamment de la taille de ce groupe ou de cette collectivité. C'est à partir d'elles que chaque membre peut porter un jugement susceptible d'être partagé, du type : "ceci est bien, ceci est mal, ceci est désirable, ceci est répréhensible...". En fait, il s'agit des normes qui régulent la sphère idéologique, la sphère du discours, la sphère de ce qui est susceptible d'être consensuel. Elles définissent ce qu'il est légitime de dire, de ne pas dire, etc.

Enfin les normes comportementales sont celles qui règlent les manières de se comporter. Habituellement, quand on pense "norme", c'est à ce type de normes que l'on pense. Il s'agit ici des systèmes de régulation qui concernent tout ce qu'un individu fait : depuis la manière dont il s'habille (la mode, mais pas seulement la mode "officielle", le simple fait qu'il convienne dans telle ou telle circonstance d'être vêtu de telle ou telle manière), jusqu'à des actes comme celui de fumer, de boire, de faire l'amour... L'intérêt de la théorie des normes, c'est de souligner que ce qu'on appelle les comportements s'inscrit toujours dans un registre de légitimité qui n'est pas défini par l'individu lui-même, mais par ses groupes d'appartenance (sauf sans doute dans certains cas de maladie mentale, laquelle d'ailleurs se définit souvent, de fait par rapport à une "extra-normalité", par rapport à quelque chose qui n'est ni de la conformité, ni de la transgression, mais hors système normatif).

Du point de vue des Sciences Sociales, on peut considérer qu'une institution n'est pas autre chose qu'un système de normes, système de normes ayant pour fonctions fondamentales d'assurer la communication entre les membres des groupes des collectivités qui les génèrent, de créer des légitimités et, au-delà, de constituer des matrices de sens susceptibles de permettre à chacun d'accéder à une conscience de soi parce que reconnu par les autres.

Le grand intérêt en ce qui nous concerne, de la typologie que je viens de présenter, c'est qu'elle admet l'autonomie relative des ensembles normatifs ainsi décrits. Ceci est particulièrement intéressant pour notre propos au niveau de l'articulation entre les normes évaluatives et les normes comportementales. Celles-ci, en effet, peuvent fort bien constituer chacune dans leur champ des ensembles cohérents, tout en apparaissant parfaitement incohérentes d'un champ à l'autre du point de vue d'un observateur extérieur qui les comparerait. Prenons un exemple : tel individu peut fort bien avoir un discours anti-raciste se référant à un ensemble de normes évaluatives parfaitement cohérent et avoir simultanément un comportement réjectif parce qu'il appartient à telle ou telle communauté qui "pratique" ce comportement. A l'inverse, un individu peut fort bien tenir un discours que l'on pourrait qualifier de réjectif et simultanément avoir à l'égard de tel ou tel individu de nationalité étrangère qu'il fréquente, un comportement qu'un observateur extérieur pourrait qualifier "d'intégratif".

Dans le champ de la santé et de sa "promotion", il en est de même : un individu peut très bien considérer que fumer "c'est mal" à cause des risques de cancer provoqué par l'usage du tabac, et fumer quand même. Il n'est d'ailleurs pas rare que des promoteurs d'actions de Santé publique soient des fumeurs très dépendants de la cigarette, de la pipe ou du cigare ! Ce qui ne les empêche pas d'être éventuellement de "bons militants" de la cause !

Autrement dit, ce qui me paraît important ici, c'est de considérer que nous avons affaire à des champs relativement autonomes et qu'il est vain de se désoler de leur incohérence relative. D'un point de vue opérationnel dans le cadre des opérations de promotion de la santé, cela a pour conséquence qu'il convient peut-être de ne pas se tromper de cible : viser la transformation des systèmes de légitimité peut constituer un but. Ce but peut éventuellement être atteint, cela ne signifie pas forcément une transformation des "comportements", des manières de vivre, des pratiques sociales de santé, pour reprendre l'expression que j'ai utilisée plus haut. Et vice versa.

En outre, ce n'est pas de l'accumulation plus ou moins incantatoire de messages visant le système de légitimité (les normes évaluatives dont je parlais plus haut) que découlera mécaniquement une transformation des conduites.

Le problème concret qui se pose, est que les opérations de promotion de la santé sont des opérations qui utilisent le langage (la langue ou les images); or le langage est, par définition, une opération discursive, c'est-à-dire une opération qui se déploie dans le champ des valeurs, de l'idéologie, des représentations... Mais il n'y a pas de continuité entre normes évaluatives et normes comportementales; autrement dit entre l'univers des représentations et celui de l'acte, il y a, sinon une césure, du moins une indépendance relative qui n'autorise pas l'adhésion à la croyance naïve au terme de laquelle il suffirait de bien expliquer pour que les destinataires du discours comprennent et ajustent leurs conduites dans le sens que le souhaiterait le locuteur.

Peut-être d'ailleurs doit-on se réjouir de cet état de fait, pour la raison qu'il constitue le meilleur garde-fou contre toutes les formes de manipulation.

NORMES ET GESTION DE L'INFORMATION

René GUEGUEN

En matière de santé, l'interprétation de tout résultat nécessite de recourir à des références, à des normes sur lesquelles le praticien fondera son jugement. Comment sont établies ces normes, quelles sont leurs propriétés et leurs limites, comment gérer une telle quantité d'informations ? Ces questions seront abordées dans la première partie de ce texte, sous l'optique particulière de la prévention, c'est-à-dire avec comme cible la bonne santé et non la pathologie et le diagnostic. En second lieu, nous nous interrogerons sur l'utilisation des connaissances, puisqu'une prévention efficace ne peut résulter que d'une mise en oeuvre correcte de résultats solidement établis.

Pour définir des références d'un état de bonne santé, la méthode couramment admise [5] consiste à sélectionner un échantillon représentatif de sujets jugés en bonne santé (principalement sur des critères cliniques), à effectuer les mesures selon une méthodologie rigoureuse, puis à définir sur cet échantillon un intervalle contenant une proportion fixée a priori (souvent 95 %) de l'ensemble des individus. Cet intervalle de référence sera considéré comme un intervalle de variations normales, i.e. physiologiquement acceptables. Le fait de présenter une valeur en dehors de l'intervalle de référence devient un signal d'une déviation possible vers la pathologie. Le principal avantage de cette méthode est de reposer sur une procédure scientifique répétable et contrôlable de production d'intervalles de références.

Le postulat central implicite sur lequel repose ce raisonnement mérite cependant d'être discuté. Il consiste en effet à considérer les valeurs fréquentes comme un signe de bonne santé et les valeurs extrêmes comme un signe de risque. Cette supposition est parfois manifestement fausse : une acuité visuelle de 10/10 à 80 ans est très rare mais ne peut être qualifiée d'anormale ; la moyenne de l'indice CAO (nombre de dents Cariées, Absentes, Obturées) est voisine de 4 à 12 ans, on ne peut pour autant conseiller d'avoir 4 dents CAO à 12 ans. Le postulat "fréquent = normal" n'a donc pas de valeur universelle et son application aveugle et automatique, comme elle pourrait le devenir dans un système informatisé sans précautions, conduirait certainement à des contresens.

Une deuxième question concerne ce qu'il convient d'appeler fréquent. En choisissant a priori la fraction de la population que l'on inclue dans l'intervalle : 95% ou 99% ..., on est assuré que 5% (ou 1%...) des sujets de référence seront à tort considérés comme déviants ou à risque. Ce choix doit donc être clairement perçu comme celui d'un classement erroné. On notera également que le classement d'un sujet à un instant donné ne peut avoir par lui-même de valeur pronostique. Par exemple, dans une étude en cours au C.M.P., on constate sur un échantillon de 314 hommes âgés de 40 à 59 ans lors d'un premier examen de santé (figure 1), que les sujets dont le taux de cholestérol est légèrement inférieur à la moyenne (entre 4,5 et 6 mmol/l) et ceux dont le taux de cholestérol est légèrement supérieur à la moyenne (6 à 8 mmol/l) présentent 5 et 10 ans plus tard des valeurs qui se recouvrent très largement.

Un autre point délicat, souvent insuffisamment perçu par l'utilisateur est le choix des critères de sélection et de partition pour constituer les groupes de références. Sans parler de la difficulté de la sélection clinique des sujets en bonne santé, un deuxième niveau de sélection peut intervenir sur des critères non cliniques. Ainsi, il est bien connu que le premier facteur de variation de la GGT est la consommation d'alcool, d'où l'exclusion logique des buveurs du groupe de référence. Le deuxième facteur de variation est, chez les femmes de 20 à 29 ans, la prise de contraceptifs oraux; puis, en troisième position vient le nombre d'enfants. Ces facteurs ont un effet statistiquement significatif sur la variabilité de la GGT. Doit-on alors exclure les femmes sous contraceptifs du groupe de référence ? Faut-il établir des valeurs de référence différentes selon le mode de contraception utilisé, selon le nombre d'enfants ? La même question se pose à propos de l'âge, de la catégorie socio-professionnelle, de l'origine ethnique... Ces questions, trop souvent éludées, ou peu étudiées, ou traitées systématiquement de la même façon mériteraient plus d'attention et de réflexion interdisciplinaire puisqu'elles relèvent autant des sciences humaines, par les problèmes éthiques et culturels qu'elles soulèvent, que des sciences bio-médicales qui les ont suscitées.

La multiplication des critères de sélection et de partition de la population conduit à une multitude de valeurs de référence par sexe, classe d'âge et toute autre modalité des facteurs jugés pertinents. L'établissement de régions de référence multidimensionnelles sur deux ou plusieurs indicateurs ou la construction d'indicateurs synthétiques nécessite rapidement des calculs assez complexes. L'outil informatique s'impose donc et s'imposera de plus en plus, avec, en corollaire, la question du nouveau rôle des professionnels de la santé dans un univers de bases de données et de systèmes experts. Leur formation devra être revue, non pas tant pour apprendre à utiliser ces outils de plus en plus conviviaux et faciles à mettre en oeuvre, que pour connaître ce qui existe, les principes mis en oeuvre dans ces diverses techniques, leurs limites et leurs conditions de bonne utilisation. J.C. Peck [4] évoquait au début de l'année 1989 quelques tendances du futur : les "navigateurs de la connaissance", systèmes experts appliqués aux recherches dans les bases de données apprendront à connaître l'utilisateur de ces bases, ses sujets d'intérêt, son style d'apprentissage... de manière à lui présenter l'information sous une forme plus adaptée à ses besoins. Il annonçait l'apparition prochaine de nouveaux systèmes experts destinés au grand public pour aider à changer de comportement, sur le thème "Prenez soin de vous-même". La diffusion des logiciels et matériels informatiques dans le grand public, rendra accessible à l'homme moyen, non seulement les valeurs moyennes d'un bilan de santé moyen, mais aussi des règles d'interprétation plus sophistiquées et probablement des conseils relatifs aux comportements individuels. Un nouveau domaine d'action pour la prévention apparaît là, au carrefour entre les sciences bio-médicales qui élaboreront de tels outils et les sciences humaines qui s'intéresseront aux changements de comportements que l'on peut pressentir, après la mise à disposition de chacun, des connaissances autrefois réservées à quelques spécialistes.

La diffusion des connaissances amène à s'interroger sur leur utilisation. Les comportements individuels sont souvent mis en cause : les individus se voient reprocher de ne pas suivre les bons conseils qui leur ont été donnés. Ces comportements sont l'objet de multiples recherches et notre propos n'est pas d'insister sur cet aspect mais de souligner une autre responsabilité dans la non-utilisation des connaissances : celle qui s'exerce au niveau collectif et qui résulte des choix des responsables ou décideurs politiques, économiques et sociaux. La controverse récente sur les lessives fournit un exemple intéressant d'une situation où le message délivré par les scientifiques n'a pas été entendu ou compris, comme le décrit très clairement G. Barroin. Dès 1974, une expérience scientifique avait établi la responsabilité majeure du phosphore dans l'eutrophisation des eaux. De nombreux pays prirent dès le début des années 70 des mesures de lutte contre le phosphore. Des lessives performantes sans phosphore existent et sont utilisées à l'étranger depuis une vingtaine d'années, précise G. Barroin [1]. En juin 1989, des chercheurs de l'INRA-Thonon ont fait parvenir à leur direction une note dans laquelle ils jugeaient "inacceptable que le savoir acquis depuis si longtemps aussi bien par les praticiens que par la communauté scientifique soit à nouveau remis en question à la suite d'une campagne à but publicitaire". Le chercheur concerné par les problèmes de santé publique ne peut ignorer ces comportements et a une responsabilité majeure de diffusion des connaissances, non seulement dans des revues scientifiques où s'instaure un début scientifique et où la qualité des travaux peut être établie ou critiquée, mais aussi, après l'établissement d'un certain consensus scientifique, dans des revues plus orientées vers le grand public pour éviter l'occultation ou la non-utilisation de résultats importants pour la santé de tous, présente ou future.

Cette dualité de la connaissance et de l'action en prévention s'inscrit généralement dans le modèle traditionnel qui considère qu'une trajectoire individuelle est soumise à un nombre croissant de facteurs de variation, entraînant des dérives de plus en plus importantes, un dérèglement chaotique par rapport à un état initial bien ordonné et régulé. L'objectif des actions de prévention est souvent de réduire l'effet de ces facteurs de variation et donc de diminuer la variabilité intra-individuelle. Cette vision mérite d'être reconsidérée. A. Golberger et al. [2] ont montré qu'une forte variabilité peut être un indice de bonne santé, tandis qu'un comportement plus régulier accompagne parfois le vieillissement et la maladie. Ils expliquent les avantages d'une dynamique chaotique par une plus grande souplesse et une meilleure adaptabilité et concluent : "Dans un futur proche, l'étude des fractales et du chaos pourrait améliorer la caractérisation des dysfonctionnements résultant de l'âge, de la maladie ou de la prise de médicament toxique". Cette voie de recherche, dont l'intérêt est très clair dans les sciences biomédicales, et qui remet en cause d'une certaine façon l'établissement de normes uniformes, ne peut-elle être aussi une piste pour les sciences humaines ? La variabilité des comportements, les facultés d'adaptation, de réaction ont déjà été beaucoup étudiées et sont à la base de plusieurs tests psychologiques. Leur utilisation en prévention mérite certainement réflexion, tant dans le domaine des connaissances que dans celui de l'action.

Pour conclure, une dernière question pour la prévention, commune aux sciences humaines et biomédicales, a trait aux conséquences d'une trop bonne prévention. Si les actions conduites amènent un nombre croissant de sujets à l'intérieur des limites de référence, ces limites vont nécessairement se réduire de plus en plus, jusqu'où et avec quelles conséquences ? Diminuera-t-on la souplesse et l'adaptabilité d'un système normalement chaotique ? Ne risque-t-on pas de toucher à une notion plus globale d'équilibre, à la pathocénose évoquée par M. Grmek [3] comme une des causes de dissémination du sida : "La médecine y a contribué aussi bien par la rupture de la pathocénose, c'est-à-dire en supprimant des maladies qui barraient la route au sida, qu'en facilitant la transmission du germe". Comment estimer les conséquences futures d'une action de prévention ? La réponse ou l'approche d'une réponse ne peuvent venir que d'un travail pluridisciplinaire, associant chercheurs spécialisés dans les sciences biomédicales et sociologues, psychologues, anthropologues, philosophes. Là aussi, une plus grande variabilité est probablement un avantage, à condition cependant qu'elle ne devienne pas source de chaos.

Bibliographie :

1. BARROIN G. La pollution des eaux par les phosphates. *Recherche*, n° 221, mai 1990, 620-627
2. GOLBERGER A, RIGNEY D, WEST B. Chaos et fractales en physiologie humaine". *Pour la Science*, n° 150, avril 1990, pp 51-57
3. GRMEK M.D. *Histoire du sida*. Médecine et Sociétés, Payot, 1989
4. PECK J.C. Future Health Care trends affecting Rx-to-OTC switch. *Drug Inform J*, vol 24, 1990, 49-56
5. SIEST G, HENNY J , SCHIELE F. *Interprétation des examens de laboratoire*. Karger, 1981

Répartition du cholestérol chez les hommes de 40 à 59 ans

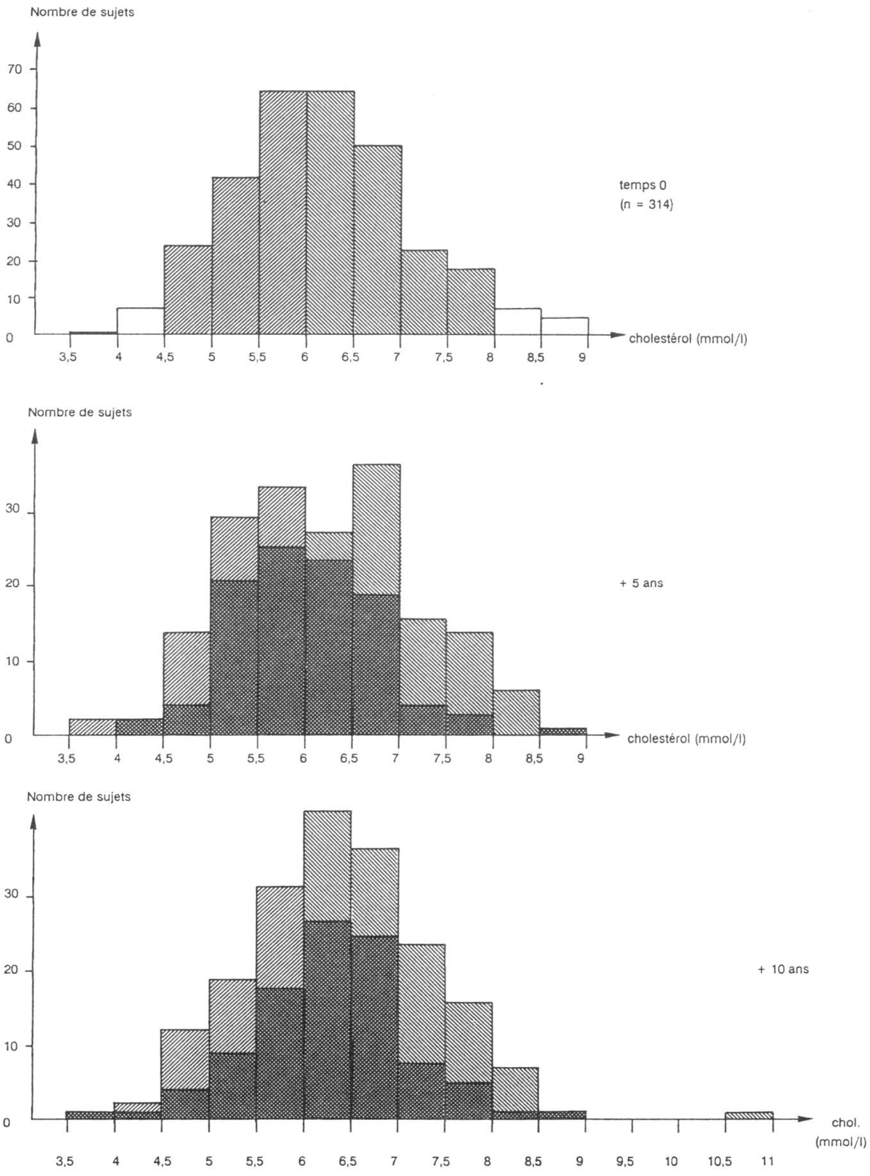

L'ANALYSE ECONOMIQUE PEUT-ELLE SERVIR LA PREVENTION ?

Jean-Paul MOATTI

On attend souvent de l'économiste qui s'intéresse à l'évaluation d'actions de prévention qu'il argumente d'abord que les efforts pour la prévention sont insuffisants dans notre système de soins, ensuite qu'un investissement plus important en faveur de la prévention serait justifié pour améliorer les performances de ce système de soins, et enfin que si cet investissement reste limité c'est du fait d'un certain nombre de blocages liés soit à des résistances du corps médical et de ses traditions dans notre pays, soit à des intérêts économiques puissants.

Une telle argumentation n'est pas totalement dénuée de vérité, et il est assez facile de trouver des faits qui permettent d'aller dans son sens. Par exemple, lorsqu'on regarde la dépense courante de santé, on constate que les dépenses de prévention n'en représentent qu'une part très faible (2,5 %) et que c'est la consommation de soins et biens médicaux qui se taille la part du lion avec près de 88 % (tableau 1). Malheureusement, ces chiffres sont quelque peu mystificateurs : les comptes de la santé ne classent comme dépenses de prévention que les sommes consacrées à la médecine institutionnelle de prévention (la protection maternelle et infantile, la médecine du travail, les centres d'examens de santé de la Sécurité sociale, ...); une part importante des dépenses consacrées à la prévention primaire (par exemple la sécurité routière ou l'hygiène des eaux) n'apparaît pas dans les comptes de la santé mais dans d'autres postes de la comptabilité nationale; de plus, un grand nombre d'activités de prévention secondaire (vaccinations, dépistage précoce de nombreuses maladies, interventions sur des facteurs de risque comme l'hypertension artérielle pour prévenir les infarctus, ...) relèvent de la consommation de soins et de biens médicaux et ne sont pas individualisés comme actes de prévention.

Il n'en demeure pas moins qu'en moyenne les services de santé allouent beaucoup plus de ressources pour sauver une vie dans le domaine des soins que dans celui de la prévention, et il est par exemple établi que l'essentiel des coûts médicaux induits par le cancer concerne la prise en charge des patients en phase terminale plutôt que la prévention de nouveaux cas de cancer.

L'expérience de recherches économiques appliquées (analyses coût-efficacité et coût-bénéfice notamment) à divers domaines de la prévention conduit à clarifier un certain nombre d'idées reçues souvent présentes chez les acteurs de notre système de santé.

La première idée reçue est que la vie humaine n'a pas de prix.

Au sens strict, d'ailleurs, cette idée est juste : pour qu'il y ait un prix, il faut qu'il y ait un marché et depuis que l'esclavage a été aboli, il n'existe heureusement plus de marché des vies humaines (la seule chose qui s'en rapproche peut-être c'est le marché des échanges entre les clubs pour les footballeurs professionnels).

Par contre, cette idée aboutit à des confusions lorsqu'elle revient à négliger cette évidence que toute action dans le domaine de la santé implique inévitablement de consommer des ressources et que toute consommation de ces ressources signifie de fait de sacrifier la possibilité de les utiliser autrement. Lorsque l'industrie pharmaceutique fabrique des médicaments ou des vaccins, c'est autant de capital ou de travail qui ne pourra pas être attribué par la collectivité à la fabrication d'autres biens ou services utiles à la satisfaction de nos besoins.

De ce point de vue, la prévention n'échappe pas à un problème commun à l'ensemble des actions médicales et de santé : au moins en apparence l'allocation des ressources dans ce secteur peut sembler assez incohérente. Nous avons, par exemple dans le tableau II, des exemples des investissements de prévention effectivement consentis dans différentes industries pour réduire les expositions à des substances ou agents cancérogènes. On voit qu'il y a de très grandes différences dans ce qu'on dépense effectivement pour éviter un décès potentiel par cancer selon qu'il s'agit du public environnant les installations ou des travailleurs et selon les industries [5]. Si on étend la comparaison à d'autres secteurs, les écarts vont être encore plus importants puisque, par exemple en matière de sécurité routière, on ne dépasse jamais la somme de 1,2 million de francs actuellement comme coût par décès potentiellement évité par un investissement d'amélioration de la sécurité.

La question n'est pas que de tels écarts existent (on peut admettre que la société soit prête à engager beaucoup plus d'argent pour éviter un décès dans le cadre d'un Tchernobyl nucléaire potentiel que dans d'autres domaines), mais on peut se demander quelle rationalité est à l'oeuvre derrière ces grandes différences dans l'allocation des ressources et on peut se dire qu'une répartition plus égale permettrait de sauver un grand nombre de vies humaines supplémentaires.

En tout état de cause, c'est un premier intérêt de l'approche économique que de rendre plus transparents ces arbitrages et de contribuer au débat entre les acteurs sociaux à partir, non pas simplement d'idéologies, mais de la constatation de faits réels.

La deuxième idée reçue est que la prévention est par essence toujours rentable économiquement, comme le suggère l'adage que mieux vaut prévenir que guérir. Or, les actions de prévention comme d'autres actions de santé, sont fréquemment soumises à la loi des rendements décroissants. Plus on va étendre une action, par exemple plus on va étendre un dépistage à des individus dont les facteurs de risque sont limités, plus il va falloir dépenser de ressources pour trouver un cas supplémentaire ou pour produire une unité de bénéfice supplémentaire.

L'exemple du dépistage mammographique du cancer du sein peut illustrer cette question. Si parmi les femmes de 46 à 69 ans il y en a 76 pour 10 000 qui vont être atteintes, et que la mammographie a une sensibilité de 92 % et une spécificité de 97 %, la valeur prédictive de la mammographie pour dépister précocement le cancer du sein va être seulement de moins de 20 %. C'est-à-dire que, pour être sûr de trouver 69 des 75 femmes avec un cancer du sein parmi ces 10 000 femmes qu'on aurait soumis à la mammographie, il faudra imposer à 300 femmes supplémentaires des examens diagnostiques beaucoup plus importants avec tous les problèmes d'anxiété que ces faux-positifs sont susceptibles de provoquer parmi elles.

Les rendements décroissants impliquent la nécessité d'un débat sur les seuils jusqu'où il est justifié de pousser l'action de prévention. Un exemple peut être fourni dans le domaine du dépistage systématique du cancer du colon asymptomatique [10]. En 1976, l'American Cancer Society proposa de généraliser l'Hémocult à la population masculine de 40 ans et plus. Le coût moyen par diagnostic de cancer avait été évalué aux environs de 1 200 dollars, mais dans l'hypothèse d'un seul Hémocult systématique le nombre de faux-négatifs, c'est-à-dire de cas qu'on laisserait passer, restait élevé (6 pour 10 000 examens). Il apparaissait qu'une répétition du test six années successives permettait de réduire pratiquement à zéro ces faux-négatifs et d'atteindre l'efficacité diagnostique maximale. Ceci pour, en apparence, un simple doublement du coût par cas dépisté. En fait, c'était mal poser le problème parce qu'il faut raisonner à la marge, c'est-à-dire se demander quel est l'apport réel d'un examen, d'un Hémocult, supplémentaire par rapport au précédent, et dans ce cas le coût du cancer dépisté grâce au sixième examen par rapport au cinquième, s'établit à 47 millions de dollars et on peut s'interroger sur la nécessité d'aller aussi loin.

Le tableau III montre les résultats d'une étude sur le dépistage du VIH parmi les femmes enceintes dans un groupe de neuf maternités de la région parisienne [9]. On voit que le fait de préférer un dépistage systématique plutôt qu'un dépistage orienté suite à un interrogatoire clinique permettant d'identifier les principaux facteurs de risque d'exposition à la transmission du virus d'immuno-déficience humaine revient à être prêt à consentir des sommes non négligeables pour trouver les quelques cas supplémentaires que le dépistage orienté laisserait inévitablement passer.

Là encore, l'approche économique ne doit pas viser à dicter des décisions mais à rendre plus clairs les enjeux de l'extension de telle ou telle action de dépistage ou de prévention, et surtout aider à discuter les seuils jusqu'où il est nécessaire de pousser ces actions pour le bien de la collectivité.

La troisième idée reçue est le critère de jugement de la rentabilité de la prévention comme devant faire réaliser des économies à la Sécurité sociale. Défendre cette idée, c'est s'exposer à des confusions graves, et qui peuvent se retourner contre les partisans de la prévention eux-mêmes, entre l'intérêt collectif et l'intérêt légitime mais partiel de l'un des agents de la société et du système de santé.

Il est vrai qu'une partie des coûts supplémentaires induits par une action de prévention peut être souvent gagée par des économies à d'autres moments ou en d'autres endroits du système de soins, par exemple des économies sur les traitements qui n'auront pas à être dépensés vu qu'un certain nombre de pathologies pourront être évitées. Mais on se trouve souvent dans la situation qui est illustrée ici (tableau IV) dans le cas d'un exemple de dépistage et de traitement de l'hypertension artérielle modérée : cette action permet des économies de traitement ultérieur mais celles-ci sont insuffisantes pour couvrir le coût initial [2]. La question reste alors posée d'apprécier dans quelle mesure le coût net supplémentaire de l'action de prévention est valable en comparaison de son résultat qui est d'obtenir un certain nombre de gains en espérance de vie. Confondre l'intérêt collectif avec l'équilibre des comptes de l'assurance-maladie aboutirait à complètement ignorer la valeur économique et sociale, au sens des améliorations du bien-être individuel et collectif que permet un résultat positif de l'action de prévention et par exemple cet allongement de l'espérance de vie.

Dans un article volontairement provocateur [4], deux économistes suisses s'étaient efforcés de montrer que, si les générations masculines du pays à partir de 1876 n'avaient jamais fumé, les dépenses de santé auraient néanmoins été identiques un siècle plus tard en 1976 car la population aurait été plus nombreuse, notamment aux âges avancés, provoquant un accroissement global des dépenses de santé à peine compensé par un moindre taux individuel de recours aux soins. Ils en concluaient que la réduction de la consommation de tabac est peu à même de réduire les dépenses de santé pour les systèmes d'assurance maladie suisses. La question que ce raisonnement esquive, et qui est de nature économique et non exclusivement éthique, c'est : est-ce que les bénéfices supplémentaires permis par l'augmentation de l'espérance de vie justifient ou non cette action de prévention anti-tabagique ?

De même, des responsables de l'assurance maladie avaient récemment suscité un vif débat en argumentant que le dépistage par mammographie du cancer du sein ne pouvait être économiquement rentable dans la mesure où son succès dans la diminution de la mortalité par cancer induirait pour la Sécurité sociale des dépenses supplémentaires du fait du gain de survie obtenu. Là encore, un tel raisonnement opère un glissement illégitime qui identifie l'intérêt collectif aux comptes de la Sécurité sociale.

L'un des intérêts de l'approche économique, c'est justement de pouvoir confronter les objectifs de tel ou tel agent particulier avec un critère économique de rentabilité collective et de faire apparaître l'intérêt de certaines mesures qui sans cela ne seraient pas mises en oeuvre.

Enfin, *la dernière idée reçue qu'il faut discuter est que toute différence socio-culturelle constatée dans l'accès à la prévention ou dans l'adoption de comportements de prévention doit être considérée comme une inégalité qu'il faut à tout prix réduire*. C'est un fait bien établi que ce sont les classes et les couches aux niveaux d'éducation les plus élevés et ayant un statut supérieur qui profitent le plus des moyens de prévention et qui modifient le plus leur comportement individuel dans le sens préventif.

C'est ce que peut illustrer le cas du diagnostic prénatal des anomalies chromosomiques [3] : les femmes qui y ont recours ont un statut socio-culturel nettement supérieur à la moyenne des femmes enceintes, y compris pour les femmes de 38 ans et plus qui peuvent bénéficier gratuitement de l'amniocentèse (tableau V). Il est certain qu'une partie de ces différences d'accès peut s'expliquer par des différences dans l'accès à l'information, et qu'une amélioration de l'information en direction des femmes plus défavorisées augmenterait sans doute leur recours à la prévention. Mais surtout cela doit conduire à nous interroger sur la variabilité inter-individuelle des comportements et sur l'absence de relation directe, attestée par une abondante littérature en éducation pour la santé, entre niveau d'information et adoption des comportements préventifs.

Dans le cadre de ce colloque, il semble important de souligner que *la modélisation économique des comportements face à l'incertitude par la théorie de l'utilité espérée est trop souvent injustement négligée* dans ce domaine. Très longtemps les économistes ont fortement simplifié le problème de l'incertitude en supposant que toute distribution de probabilité relative à des résultats pouvait être caractérisée par la seule espérance mathématique. Le concept d'espérance d'utilité apporte une autre dimension en disant que les individus ne s'intéressent pas directement aux résultats des loteries, mais qu'ils transforment ceux-ci dans une autre échelle : l'utilité des résultats (U(R)). Quand cette opération est effectuée, l'agent calcule pour chaque action l'espérance d'utilité qui lui est associée et qui est égale à la somme des utilités attribuées aux résultats et pondérées par leur probabilité respective. Ainsi, si pour une action, il y a m résultats possibles $R_1 \ldots, R_i \ldots, R_m$ de probabilité $p_1 \ldots, p_i \ldots, p_m$, l'espérance d'utilité attachée à l'action est fournie par :

$$E\,[U(R)] = \sum_{i=1}^{m} p_i U(R_i),$$

l'agent rationnel sélectionnant bien entendu l'action qui donne la plus grande valeur à ce critère. La forme de la fonction d'utilité permet de caractériser l'attitude face au risque. Supposons un individu doté d'une richesse initiale $R_o = 1000$ et confronté à une loterie avec : $-h = -500$ avec $p = 0{,}1$ et $+h = +500$ avec $1 - p = 0{,}9$. Selon l'attitude face au risque, l'équivalent certain, c'est-à-dire la somme exigée par l'individu pour transférer la loterie à un tiers peut varier fortement : un individu "riscophobe" sera prêt à accepter un équivalent négatif (c'est-à-dire qu'il sera prêt à sacrifier une partie de sa richesse pour se débarrasser de la loterie), alors qu'un "riscophile" exigera un dédommagement élevé. La majorité des individus présente une forte *aversion au risque* lorsqu'ils sont confrontés à des loteries mettant en jeu non plus des gains monétaires mais des probabilités individuelles de décès, des gains ou des pertes en espérance de vie mais cette tendance est particulièrement instable dès que l'on rentre dans le domaine des faibles probabilités [7].

Un second élément explicatif de la variabilité des comportements face à l'incertain tient aux préférences intertemporelles que le calcul économique traditionnel manipule au travers du taux d'actualisation : selon l'intensité de la "préférence pour le présent" des agents, la valeur actuelle d'un bénéfice sanitaire sera considérée comme plus ou moins importante. Or, demander à quelqu'un de mettre un préservatif ou de renoncer au tabac, n'est-ce pas lui demander d'échanger une réduction immédiate de la valeur qu'il associe à l'interaction sexuelle ou à la cigarette contre une réduction de l'exposition au risque qui se matérialisera éventuellement ultérieurement en $t + n$?

De plus, la théorie économique vient opportunément rappeler que l'utilité marginale du revenu est décroissante en fonction du niveau initial de celui-ci (1 franc supplémentaire ne procure pas la même intensité de satisfaction à un milliardaire qu'à un bénéficiaire du RMI), et qu'à l'inverse *l'utilité marginale d'un gain en espérance de vie aura tendance à croître avec la "richesse"* (matérielle ou non) de l'individu. Les intervenants en toxicomanie, lorsqu'ils invoquent les limites vite atteintes de l'action sur les individus tant que l'on ne s'attaque pas aux conditions sociales et économiques qui entretiennent la toxicomanie, ne disent finalement pas autre chose que la nécessité de créer un environnement qui augmente l'utilité pour le sujet d'une vie en rupture avec sa toxico-dépendance. Les différences dans la valeur subjective associées par les individus à un gain potentiel en espérance de vie ne sont-elles pas en définitive la clé de la persistante résistance des classes populaires et défavorisées face à la prévention individuelle en comparaison de l'adhésion des classes moyennes et supérieures ? Ces trois concepts économiques (degrés d'aversion au risque, intensité de la préférence pour le présent, variabilité de l'utilité marginale d'un gain) nous semblent offrir des pistes pour la compréhension de la non-adoption des comportements de prévention.

Enfin, les développements les plus récents de la réflexion économique s'efforcent de rendre compte de la rationalité sous-jacente de certains comportements dont il a été empiriquement constaté qu'ils violent le critère de l'espérance d'utilité : par exemple la plupart des individus préfèreront la certitude d'un gain de 1000 francs à une loterie consistant en 10 % de chance de gagner 5 000 francs, 89 % de chance d'en gagner 1000 et 1 % de chance de ne rien gagner, alors qu'ils préfèreront la loterie B (10 % de chance de gagner 5 000 francs, 90 % de chance de gain nul) à la loterie A (11 % de chance de gagner 1000 francs, 89 % de chance de gain nul). La *théorie du "regret"* proposée par Bell [1] et Loomes et Sugden [6] suggère l'explication que le choix a priori des individus en incertitude n'intègre pas seulement l'espérance d'utilité mais aussi une "anticipation des sentiments négatifs" qu'ils seront susceptibles d'éprouver a posteriori s'il s'avère que le résultat final n'est pas celui attendu. Dans l'exemple ci-dessus, les individus confrontés à la certitude d'un gain de 1000 francs valorisent fortement le regret qu'ils éprouveront s'ils jouent la loterie pour en gagner 5 000 et que c'est le gain nul qui sort; dans la deuxième alternative (loteries A et B), une telle "anticipation du regret" est beaucoup moins susceptible d'apparaître. Tymstra [11] a montré comment ce modèle colle particulièrement bien à la réalité des comportements des patients face à certains choix thérapeutiques (transplantation d'organes, fécondation in vitro). La prévention des risques de transmission du VIH est un terrain où ce modèle demande sûrement à être exploré [8]. De toute façon, il serait utile de réfléchir à des modes de présentation des messages préventifs capables de maximiser "l'anticipation de regret" a priori.

La confrontation de l'approche économique avec les autres modèles explicatifs des comportements (sociologiques, psycho-sociologiques) nous semble indispensable et devoir être une priorité pour la recherche en évaluation de la prévention.

Bibliographie :

1. BELL DE. Regret in decision making under uncertanity, *Operations Research*, 1982, 30, 961-981
2. FAGNANI F et al. *La prévention des complications cardiovasculaires de l'athérosclérose : analyse économique d'une politique de traitement des dyslipidémies par le gemfibrozil*. 1990, Rapport INSERM n° 62, Paris
3. LE GALES C, MOATTI JP, Paris Tours Study Group of antenatal Transmission of HIV. Cost-effectiveness of HIV screening of Pregnant Women in Hospital of Paris Region, *Eur J Obstet Gynecol Reprod Biol*, 1990, 19, 36-42
4. LEU RE, SCHNAUB T. Does smoking increase Medical Care Expenditure ? *Soc Sci Med*, 1986, 23, 1907-1914
5. LOMBARD J, MOATTI JP. Les problèmes d'équité dans la prévention des risques cancérogènes d'origine industrielle, *J Econ Med*, 1988, 6, 2, 95-104
6. LOOMES G, SUGDEN R. Regret theory : an alternative theory of rational choice under uncertanity. *Econ J*, 1982, 92, 805-823
7. MOATTI JP. *Economie de la sécurité*, 1989, Eds INSERM - Documentation Française, Paris
8. MOATTI JP. La contribution des enquêtes sur les connaissances, les attitudes et les comportements à la prévention du sida, In Job-Spira N. et al (Eds) "*Santé publique et maladies à transmission sexuelle*", John Libbey Ed, 279-288
9. MOATTI JP, LE GALES C, JULIAN C et al. Socio-cultural inequities in Access to Prenatal Diagnosis : the Role of insurance Coverage and Regulatory Policies. *Prenat Diagn*, 1990, 10, 313-325
10. NEUHAUSER D, LEWICKI AM. What do we Gain from the sixth Tool Guaiac ? *N Engl J Med*, 1975,5, 293, 226-228
11. TYMSTRA T. The Imperative Character of Medical Technology and the meaning of Anticipated Decision Regret. *Int J Technol Assessment in Health Care*, 1989, 5, 2

Tableau I : Dépense courante de santé en 1988

	Montants (en MF)	Structure (%)
Dépenses pour les malades	486 160	94,2
- Soins et biens médicaux	451 235	87,4
- Aide aux malades	30 790	6,0
- Subvention aux systèmes de soins	4 135	0,8
Dépenses de prévention	12 685	2,5
Dépenses en faveur du système de soins	16 889	3,3
- Recherche médicale et pharmaceutique	14 151	2,7
- Formation	2 738	0,5
Dépenses de gestion générale	6 862	1,3
Double compte	- 6 772	- 1,3
Dépense courante de santé	515 824	100,0

Tableau II :
Coût implicite du décès évité dans différents secteurs industriels.
Cas de risques cancérogènes

Activités	*Coût annuel de protection* 10^6 *F 1981*	10^{-3} */décès* évités année d'exposition*	*Coût implicite du décès évité* 10^6 *F/décès*
Risque collectif "public"			
1. Chlorure de vinyle			
. usines récentes	3,7	1,4	2 640
. usines anciennes	1,5	261	6
2. Rayonnements ionisants			
. centrales nucléaires	3,4	7	490
Risque collectif "travailleur"			
1. Amiante			
. mise en oeuvre de la norme 2f/cm^3	12,4	3 100	4
2. Rayonnements ionisants			
. centrales nucléaires	0,28	4,8	59
. mine d'uranium	0,09	8,8	10
. hôpital	0,003	0,05	7

* Les décès évités ont été évalués en utilisant les relations exposition-risque généralement admises

Tableau III :
Evaluation du dépistage du VIH chez les femmes enceintes
(9 maternités de la Région Parisienne. Août 1987 - Février 1988)

Dépistage systématique	
. Nombre de femmes dépistées	5 660
. Nombre de cas dépistés	17
. Coût moyen par cas dépisté	45 000 F
Dépistage orienté (après interrogatoire clinique)	
. Nombre de femmes dépistées	830
. Nombre de cas dépistés	15
. Coût moyen par cas dépisté	7 900 F

Préférer le dépistage systématique,
c'est être prêt à dépenser 330 000 francs par cas supplémentaire de femmes VIH+ dépisté

Tableau IV :
Exemple d'un traitement préventif de l'hypertension artérielle

Population concernée :	Hommes de 45 à 64 ans pour 5 ans
Effectif à traiter :	1 600 000 personnes (30 % du groupe)
Coût total du traitement préventif :	10,3 milliards
Nombre d'événements coronariens potentiellement évités :	33 400
Coûts médicaux évités :	3,5 milliards
Coûts sociaux évités :	2,5 milliards
Coût net de la prévention :	4,3 milliards
Années de vie gagnées :	126 000

Tableau V :
Comparaison des catégories socio-professionnelles
des femmes ayant accès au diagnostic prénatal (D.P.)
et d'une population générale de femmes enceintes du même département
(Bouches du Rhône - 1987)

	< 35 ans		35-37 ans		> 38 ans		Total	
	DP n=52 %	Pop gén. n=2785 %	DP n=76 %	Pop gén. n=152 %	DP n=111 %	Pop gén. n=130 %	DP n=239 %	Pop gén. n=3067 %
Cadres supérieurs Cadres moyens, Professions intermédiaires, Enseignants	30,8	16,1	38,8	17,8	35,1	19,2	34,7	16,3
Autres professions, y compris femmes au foyer	69,2	83,9	63,2	82,2	64,9	80,8	65,3	83,7

Source : Enquête auprès de toutes les consultantes venues pour amniocentèse au Centre génétique de Marseille, Hiver 1987-1988

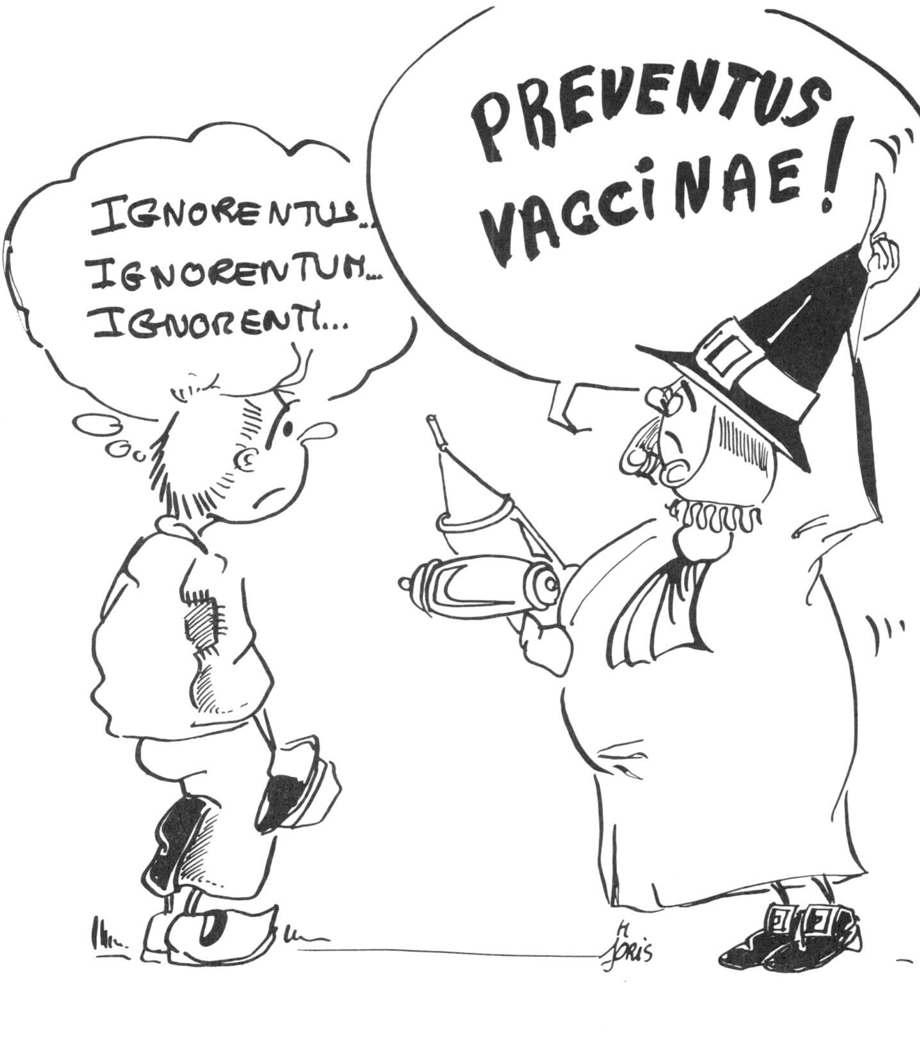

Partie 3

MOYENS ET LIMITES DE LA PREVENTION

L'APPROCHE DE L'EDUCATION POUR LA SANTE

Marc DANZON, Christiane DRESSEN

Tenter de modifier des comportements individuels ou collectifs, jugés nuisibles pour la santé, constitue l'un des axes principaux de la prévention actuelle. La question des rapports entre comportements et santé est au coeur de la problématique de l'éducation pour la santé. Pour l'aborder, nous avons choisi de poser trois questions :

. est-il possible
. est-il légitime
. est-il utile

de faire évoluer les comportements pour améliorer la santé ?

Il convient tout d'abord de souligner qu'il est difficile pour qui que ce soit de questionner et d'évaluer avec objectivité ses propres actions et pratiques. Il serait préférable de faire effectuer un tel travail par un groupe extérieur d'experts ou de spécialistes dans le domaine de l'évaluation. Ce serait certainement le rôle des structures d'évaluation récemment mises en place que de se pencher sur une étude précise et scientifique des questions que nous nous posons aujourd'hui concernant l'efficacité et les limites de l'éducation pour la santé. Jusqu'à présent, ce sont donc les acteurs de ce domaine qui ont mis au point des outils pour évaluer leurs propres actions [1, 2].

Pour sa part, le Comité français d'éducation pour la santé a réalisé depuis une quinzaine d'années un nombre important d'études psychosociologiques sur les thèmes de ses actions. De même, chacune des campagnes qu'il a lancées a été évaluée, au moins en terme d'impact et de réception par la population-cible des messages qui lui étaient destinés. L'ensemble de ce matériel d'études et d'évaluations constitue un bon outil pour répondre aux questions que nous nous posons. Il faut, cependant, souligner que ces études sont, en général, très opérationnelles et tournées, comme nous, vers l'action. Des approches plus spécifiques et plus poussées sur le plan scientifique seraient certainement très utiles, mais nous n'avons pas eu l'occasion et la possibilité de les réaliser jusqu'à présent. L'intérêt que semble aujourd'hui porter le domaine de la recherche à ceux de la prévention et de l'éducation pour la santé nous fait espérer que les lacunes que nous constatons en matière de recherche seront bientôt comblées. Il faut reconnaître que les chercheurs, dont j'espère qu'ils voudront eux-mêmes se poser des questions à ce sujet, n'ont pas accordé à ces domaines un très grand intérêt.

Pour essayer de répondre aux trois questions, j'utiliserai d'abord les connaissances que nous ont apportées ces études. J'évoquerai également nos convictions, nos auto-critiques et les quelques certitudes fondées sur nos pratiques. J'espère que les chercheurs nous feront la grâce de croire que nous-mêmes, les acteurs de la prévention et de l'éducation pour la santé, nous posons régulièrement des questions de fond sur nos actions et sur notre rôle dans la société. Nous n'avons pas, bien sûr, attendu ce livre pour nous poser des questions sur nos pratiques. Ce qui est nouveau, car ce n'est pas traditionnel dans notre pays, c'est de faire cette démarche collectivement et dans le cadre d'un ouvrage scientifique. Nous attendons donc beaucoup de cette confrontation entre chercheurs et acteurs et nous espérons qu'elle engagera un questionnement et une réflexion mutuels en vue d'améliorer la méthode de nos programmes [3].

I. PREMIERE QUESTION : EST-IL POSSIBLE DE FAIRE EVOLUER DES COMPORTEMENTS NUISIBLES POUR LA SANTE ?

A quelques rares exceptions près et pour des gestes extrêmement simples, une action d'éducation pour la santé ou d'information isolée et de courte durée n'est pas capable de faire évoluer des comportements. Pour obtenir de tels effets, les actions éducatives doivent être intégrées dans des programmes cohérents de politique ou de promotion de la santé. La durée des actions est également une condition impérative. A titre d'exemple, si l'on prend la lutte contre le tabagisme, il est bien connu qu'une campagne utilisant même les moyens de communication les plus performants n'a aucune chance d'aboutir à court terme. Pour voir diminuer le nombre de fumeurs et la consommation de tabac, il faut des années et une politique cohérente qui comprend, certes, des actions d'éducation pour la santé, mais également une politique des prix et une limitation très importante, voire une interdiction complète de la publicité.

Face aux moyens de communication de masse, on peut noter deux attitudes extrêmes. Certaines personnes semblent fascinées par ces moyens et verraient bien l'éducation et la promotion de la santé se limiter à la diffusion de quelques spots télévisés. Pour d'autres, au contraire, en particulier les professionnels de la santé et les éducateurs sanitaires traditionnels, ces moyens de communication de masse sont si superficiels qu'il vaudrait mieux n'investir ni argent ni énergie dans leur utilisation.

Comme bien souvent, la vérité se situe entre ces deux extrêmes. Bien utilisés, et dans le cadre d'une politique de promotion de la santé, les moyens de communication de masse et les campagnes d'information s'avèrent être d'excellents moyens pour soutenir des actions de terrain et des programmes d'éducation pour la santé développés au niveau de la communauté. Ainsi, à la question "est-il possible de faire évoluer des comportements ?", il faut répondre que cela est possible mais beaucoup plus difficile qu'il n'y paraît à première vue. La principale raison de cette difficulté tient au fait que les comportements en cause sont extrêmement complexes et répondent à des motivations de différents publics à l'égard de la santé et des comportements à risque. D'une façon générale, les Français déclarent que la santé est leur première préoccupation. La peur de la maladie est aujourd'hui l'une des angoisses les plus fortes dans nos sociétés. Les connaissances des facteurs de risque sont, en général, bonnes et pratiquement toute la population, indépendamment de l'âge et de la catégorie socio-professionnelle, connaît les risques du tabagisme, de la consommation de boissons alcoolisées ou d'une alimentation déséquilibrée. Les sondages montrent également que nos concitoyens se déclarent prêts à faire des efforts pour améliorer leur santé et changer de comportement si nécessaire.

Mais il existe toujours un énorme décalage entre ces bonnes intentions et les mises en acte. Les diverses études réalisées nous indiquent les principales raisons de ce décalage. Le fatalisme est un élément que l'on retrouve très souvent. Au fond, les gens ne sont pas profondément convaincus qu'ils peuvent eux-mêmes contribuer à l'amélioration ou au maintien de leur santé. Ils pensent que l'hérédité, l'environnement sont plus dangereux que leurs propres comportements.

En réalité, il existe une très forte tendance à rejeter sur d'autres facteurs ou même sur d'autres personnes, la responsabilité de la santé ou de la maladie. Une étude sur la consommation d'alcool réalisée en

1983 est très éloquente sur ce rejet de responsabilité. Les gens interrogés exigent beaucoup de fermeté à l'égard de l'alcool, fermeté qui bien sûr s'adresse aux consommateurs excessifs dont, évidemment, aucun n'admet faire partie. L'alcoolique, c'est toujours l'autre, c'est toujours celui qui consomme un peu plus que soi-même. Un autre élément très important que l'on retrouve dans de nombreuses études sur les comportements à risque est le poids des images sociales. Ce poids explique la formation des comportements et la grande difficulté à les faire évoluer. Une autre étude sur la consommation de tabac chez les jeunes nous a montré les différentes étapes suivies par les jeunes avant de devenir ou non fumeurs.

A la lumière des connaissances qui sont apportées par ces différentes études, on peut mesurer les difficultés rencontrées pour faire évoluer les comportements. Le poids des images sociales est incontestablement très fort. Seules des campagnes d'information utilisant les moyens de communication de masse sont susceptibles, à long terme, de faire évoluer ces images. En ce qui concerne les comportements, il faut associer l'utilisation des moyens de communication de masse à des actions plus spécifiques se déroulant dans la communauté et qui s'adressent spécifiquement à des populations plus ciblées. On peut citer celles réalisées en milieu scolaire par les enseignants et celles menées par les professionnels de santé. Mais, répétons-le, toutes ces actions ne sont susceptibles de donner des résultats que dans la mesure où elles accompagnent des actions de promotion de la santé durables et cohérentes.

II. DEUXIEME QUESTION : EST-IL LEGITIME DE VOULOIR FAIRE EVOLUER CES COMPORTEMENTS ?

Le reproche souvent fait à l'éducation pour la santé d'être manipulatrice, moralisatrice et d'intervenir sur la liberté individuelle est souvent très exagéré. Ce sont là certainement des risques dont il faut tenir compte mais il convient également de les mesurer avec réalisme et de les situer dans leur contexte.

Comparées aux pressions exercées par les médias, en particulier par la publicité, les actions de promotion de la santé sont de faible poids. Il est frappant de constater que les voix qui s'élèvent pour s'inquiéter des influences néfastes des campagnes de prévention sont étrangement muettes en ce qui concerne la publicité pour le tabac, l'alcool ou les autres incitations faites sur le public pour le pousser à consommer des produits néfastes à sa santé. Les incitations qui nuisent à la santé seraient-elles plus respectables que celles qui cherchent à la protéger ? Dans notre monde très médiatique, il ne m'apparaît pas choquant, bien au contraire, que les pouvoirs publics ou les associations tentent d'informer et éduquer le public pour l'aider à résister aux pressions, la plupart du temps commerciales, qui s'exercent sur lui. Le message de prévention peut être considéré comme une contre-publicité et d'une certaine manière comme un contre-pouvoir. S'ils ne participaient pas à cette information, les pouvoirs publics seraient certainement accusés de ne pas jouer leur rôle et de faire de la rétention d'information. Mais si certains jugent excessive cette intervention dans le domaine des comportements à risque, d'autres au contraire émettent des critiques inverses et considèrent que la place de l'éducation pour la santé et de l'information dans les politiques et programmes de santé publique est trop faible.

L'accusation de manipulation de l'opinion publique serait grave et réelle si les gens ne parvenaient pas à identifier la source émettrice des messages. Or, ce n'est pas le cas. Toutes les études démontrent que le public sait parfaitement décoder les messages de communication qui lui sont adressés. On peut dire qu'il existe aujourd'hui une culture de la communication et que les gens savent identifier les intentions de l'émetteur et faire la différence entre une communication commerciale et une communication d'intérêt général.

Le piège majeur, et celui-là bien réel, que courent les actions d'information et d'éducation, est de creuser les inégalités. Les catégories sociales les moins favorisées semblent tirer moins de bénéfice que les autres de ces actions d'information. Il existerait même un effet anxiogène des messages dans ces populations défavorisées qui ne parviennent pas à mettre en application les recommandations qui sont diffusées dans les campagnes de prévention. Ceci n'est qu'en partie vrai, car on constate aussi que les populations défavorisées attendent plus d'informations que les autres et sont, en général, plus sensibles à cette information. Cependant, il est capital de répondre mieux à cette attente et de rechercher les moyens les plus adaptés pour améliorer la communication et l'éducation destinées à ces populations. Ceci est vrai pour le secteur de la santé comme ça l'est également pour de nombreux autres domaines d'intervention. Des publications récentes montrent très clairement que les catégories socio-professionnelles les plus fragiles ont plus souvent que les autres des comportements à risque, notamment dans le domaine de la consommation d'alcool et de tabac. Ces faits ne devraient pas conduire à condamner l'éducation pour la santé mais, au contraire, nous stimuler à rechercher de meilleures voies pour la développer, en particulier vers ceux qui en ont le plus besoin. Certes, l'éducation pour la santé et la promotion de la santé à elles seules ne parviendront pas à régler le problème des inégalités sociales de santé mais, dans un plan d'ensemble, elles peuvent contribuer à sa solution.

Il n'en reste pas moins vrai que les questions d'éthique dans ces domaines restent posées. Il faut les aborder sereinement et sans a priori. Le Comité français d'éducation pour la santé est prêt à mettre ses connaissances et ses études à la disposition des instances dont ce serait la responsabilité. Il y a quelques années, l'Organisation mondiale de la santé a entamé une réflexion sur ces sujets. Nous serions, bien entendu, favorables à la poursuite d'un tel travail auquel nous pourrions contribuer. Il faut aussi que se mette en place une coopération européenne, comparant les programmes et les expériences (voir encadré) [4, 5].

III. TROISIEME QUESTION : EST-IL EFFICACE POUR LA SANTE DE FAIRE EVOLUER LES COMPORTEMENTS ?

C'est sûrement la question la plus difficile et la plus importante. Les études dans ce domaine sont peu nombreuses et manquent souvent de rigueur scientifique. Elles sont, en général, parcellaires et ne portent tout au plus que sur un seul facteur de risque considéré séparément. Les résultats de ces études, quand elles existent, sont contradictoires. Certaines semblent démontrer que l'évolution des comportements à risque n'entraîne pas une évolution significative de la santé. Dans d'autres cas, par exemple celui du tabagisme, l'influence d'une réduction de la consommation est très nette sur la diminution du nombre des cancers des voies aériennes. L'exemple le plus souvent cité est celui des Anglais qui, depuis les années 50, ont fortement diminué leur consommation de tabac. Il s'en est suivi une réduction très signification du nombre des cancers du poumon.

A n'en pas douter, la santé publique bénéficierait de recherches plus approfondies et plus globales sur les effets de la prévention et de l'éducation sur l'état de santé des individus et des populations. Ces recherches devraient porter d'abord sur les différents facteurs qui influencent la santé et sur les différentes actions et interactions qui peuvent contribuer à l'améliorer. Des protocoles d'évaluation devraient aussi être proposés . Si un tel travail était réalisé, nous pourrions dépasser le stade actuel de nos actions qui pêchent certainement par une approche trop simpliste des problèmes et par la mise en oeuvre d'interventions trop monothématiques. Notre expérience nous conduit à penser que l'éducation pour la santé ne peut être efficace et acceptable pour les populations que dans la mesure où elle se développe dans les programmes de promotion de la santé, eux-mêmes globaux. Hors de ce cadre, elle court le risque d'être peu efficace.

Par contre, la critique de normalisation des comportements nous semble être largement exagérée.

En ce qui concerne les interventions d'éducation pour la santé elle-mêmes, notre expérience et nos études nous ont démontré qu'une bonne articulation était nécessaire entre les actions spécifiques dans des lieux tel que l'école, les lieux de santé et la communauté au sens large. D'autre part, à côté des actions thématiques, il convient de mettre en oeuvre des programmes continus débutant dès le plus jeune âge et se poursuivant tout au long de la vie. L'objectif à terme étant de promouvoir une véritable culture de la santé.

Mais nous avons conscience que notre expérience et nos convictions ne sont pas suffisantes à elles seules pour justifier nos actions. Il est aujourd'hui essentiel de réaliser des études approfondies pour fonder ces actions sur des méthodologies plus rationnelles.

Nous souhaitons que les chercheurs en sciences humaines qui semblent s'intéresser, maintenant plus que par le passé, à la prévention et à la promotion de la santé, nous aident dans ce sens.

Bibliographie :

1. *Comité français d'éducation pour la santé. Recherches en sciences humaines et éducation pour la santé,* Actes du Colloque de Dourdan, 21-22 mars 1985, Paris, CFES, 1986, 297 p.
2. Comité français d'Education pour la santé, Monographies Européennes de recherche en éducation pour la santé, Paris, CFES, 1983, 166 p.
3. DANZON M, DESCHAMPS JP, HENRARD JC. Pour une recherche en éducation pour la santé, *INSERM Actualités*, 1990/04, n° 84, 11
4. I*nternational Union for Health Education, Health Education in Europe,* Utrecht, Dutch Health Education Centre, 1988, 268 p.
5. *World Health Organization, Education for Health in Europe - A report on a WHO Consultation on Co-ordinated Infrastructure within a Health Promotion Strategy,* Copenhagen 11-12 juin 1987, Copenhagen, WHO, 1987, 55 p.

EDUCATION(S) POUR LA SANTE EN EUROPE : SINGULIER OU PLURIEL ?

Alors que se multiplient les initiatives européennes, les colloques comme "l'Europe contre le cancer", "l'Europe du médicament", les recherches menées en collaboration entre différents pays de la Communauté, il semble opportun de se demander s'il existe une unité de ton entre les pratiques et les politiques de prévention des douze, et quelles leçons peuvent être tirées de la comparaison des programmes nationaux d'éducation pour la santé.

Les politiques et pratiques de prévention font-elles appel à des modèles théoriques différents selon les pays ?

La tendance générale des campagnes grand public n'est-elle pas aujourd'hui, dans les pays d'Europe occidentale, de positiver le message préventif, de lui associer des images valorisantes, après qu'il ait été trop longtemps réprimant, interdisant, restrictif, normatif et culpabilisateur ?

Est-il possible de mesurer l'impact différentiel de campagnes utilisant l'humour, le clin d'oeil, l'esthétique, et de celles misant sur la peur, l'angoisse de la maladie ?

Entre des slogans utilisés en Grande-Bretagne dans le cadre de campagnes télévisées contre le sida "Don't die of ignorance", et ceux d'une récente campagne française "Les préservatifs vous souhaitent de bonnes vacances", le ton résolument différent correspond-il à des réalités socio-culturelles si éloignées ? A des conceptions de la communication-santé opposées ? N'avons-nous le choix qu'entre faire peur ou jouer sur l'incitation au plaisir pour tenter d'induire une modification de comportement ?

Quel rôle est confié aux relais d'opinion et praticiens dans les différents pays pour appuyer la campagne, la mettre en oeuvre dans les faits ?

Y-a-t-il un modèle de politique de prévention exportable dans d'autres pays, aux pratiques culturelles différentes ?

On trouvera ci-après quelques pistes à travers la littérature européenne.

Drogue

1. BINOT E, JACQUES JP, VANDERVEKEN M. *Toxicomanie en Communauté française - Etat des lieux et recommandations*. Livre Blanc à la demande du Ministre Charles Picqué, Belgique, Edition Le Généraliste - Cah Dépendance, 1989, 122 p.
2. Ministry of Welfare, Health and Cultural Affairs. Drug policy. Fact sheet on the Netherlands, n° 19E, 1989
3. STEWART-CLARK J. *Commission d'enquête sur le problème de la drogue dans les pays de la Communauté européenne - Rapport sur les résultats de l'enquête*. Parlement Européen, Luxembourg, Office des Publications officielles des Communautés européennes, 1986, 120 p.

Tabac

4. Comité français d'éducation pour la santé. Les jeunes et le tabac. Monographies européennes de recherche en éducation pour la santé, vol 4, Paris, CFES, 1983, 166 p.
5. European bureau for Action on smoking Prevention, "L'Europe pour la prévention du tabagisme". *Bulletin d'information* n° 8, mars 1990, 17 p.
6. National Board of Health and Welfare, Tobacco control in Sweden, Stockholm. National Board of Health and Welfare, 1987, 16 p.

Sida

7. BRUNET JB. Le sida et la Communauté européenne - Réflexions à propos des politiques de lutte contre l'infection à VIH - *Agora*, nov 1989, n° 12, 53-62
8. GOT C. *Rapport sur le sida*. Paris, Flammarion, 1989, 340 p.
9. Union internationale d'Education pour la Santé, *Hygie*, Paris, UIES, 1988/3, vol. VII, 56 p.
10. Organisation Mondiale de la Santé. SIDA - un effort mondial le vaincra, *Santé du Monde*, Genève, OMS, 1989/10, 2-27
11. ROSENBROCK R. *Sida : quelle politique de prévention*. Zurich, Aide Suisse contre le sida, 1988/4, 17 p.
12. UGIDOS A. Campagne de prévention : incitation au plaisir ou punition. Colloque La vie au temps du VIH. Paris, Association Didier Seux, 1989, 5 p.
13. UNESCO. *Consultative Meeting of National Specialists on AIDS Prevention*, organized jointly by WHO and UNESCO - Final report. Paris 29 juin/1er juillet 1987, Division of Structures, Content, Methods and Techniques of Education. Paris, UNESCO, 1987/8, 52 p.

PREVENTION

ET MEDECINE GENERALE

Quatre points de vue de médecins généralistes

I. UN ROLE PRIVILEGIE, PAS TOUJOURS FACILE A TENIR

Daniel COUTANT

La prévention médicale constitue une part non négligeable de l'activité des médecins. Le risque est de voir les médecins s'autosatisfaire d'un constat qui devrait, au contraire, susciter un questionnement sur la prévention et le rôle de l'acteur de prévention qu'est le médecin.

La prévention, prise en compte dans l'étude de André et Arié Mizrahi (cf partie 1), ou même celle qui vient à l'esprit spontanément, est assez facile à cerner : vaccinations, examens systématiques du nourrisson, suivis des grossesses, contraception, aptitude aux sports, examens sanguins de dépistage (taux de cholestérol, ...), etc.

Ces actes de prévention sont de réalisation facile. D'une part, leur accessibilité est bonne puisque la population les juge indispensables. Dans certains cas la loi les rend obligatoires (vaccinations, prescription de la vitamine D pour les nourrissons, ...), dans d'autres cas ils sont perçus comme le passeport pour une activité sportive volontaire, ou comme l'indice d'une bonne ou d'une mauvaise santé ("avoir ou non des graisses dans le sang !"). D'autre part, pour le médecin, les actes de prévention donnent lieu à une rémunération à travers le prix de la consultation.

Faire "beaucoup de prévention" introduit une notion quantitative qui mérite que l'on s'y arrête. Un bilan lipidique trimestriel, des frottis du col de l'utérus semestriels, multiplient d'autant les actes de prévention. Le client n'est pas mieux armé contre les risques d'athérosclérose, de cancer du col de l'utérus, mais son médecin prescripteur fait "davantage" de prévention que celui qui pratique un dosage annuel ou plus de cholestérol ou un frottis tous les trois ans chez les femmes de 25 à 55 ans.

La facilité à réaliser ainsi des actes de prévention va alors de pair avec l'absence d'évaluation.

En dehors des actes purement techniques, d'autres aspects de la prévention sont de réalisation moins facile. L'éducation sanitaire, par exemple, demande du temps, suppose une participation active de l'usager, ne donne pas un résultat immédiat perceptible et, paradoxe pour le médecin payé à l'acte, devrait inciter à des consultations moins nombreuses. Expliquer et convaincre que l'habitation trop chauffée et un tabagisme ambiant ont un rôle nocif pour les infections ORL de l'enfant est autrement plus difficile et moins lucratif que de prescrire des traitements dits immuno-préventifs (à l'efficacité non démontrée).

Pour cette raison, la dynamique créée autour de la notion de prévention collective, telle qu'elle fut réalisée au Centre de santé de Saint-Nazaire[1] entre 1983 et 1986, nous paraissait innovante et susceptible de pallier aux insuffisances d'une activité de prévention liée et limitée aux actes d'une médecine d'abord curative.

Les programmes de prévention étaient définis par les usagers et les professionnels et devaient répondre à une demande. Le médecin intervenait comme expert dans les débats sur un thème de santé aux côtés d'un animateur. Celui-ci veillait à ce que le message transmis soit clair, bien perçu par le public, et que l'assistance prenne une part active à la discussion. Le médecin n'était pas seulement le détenteur d'un savoir, il avait à le transmettre. Ce contexte, complètement différent du colloque singulier habituel avait un impact notable; par une animation de groupe, beaucoup de participants arrivaient à exprimer ce qu'ils savaient et finissaient par poser des questions sans se sentir culpabilisés. Des débats, ils retenaient les réponses à apporter à la fièvre du bébé, à la rhinopharyngite, etc.

L'existence de groupes spécifiques de diététique, de relaxation, de prévention du mal de dos, permettaient, autour d'un professionnel de santé, non médecin, d'allier la théorie à la pratique (séances de préparation de repas, réapprentissage du port de charges, ...), avec

1 COUTANT D, LACAZE J. *Hier, une médecine pour demain : le centre de santé de Saint-Nazaire*. Syros-Alternatives, 1989, 222 p.

des actions prolongées dans le temps et répétées après plusieurs mois, dans un but de restimulation.

Pour être accessibles au plus grand nombre, la gratuité des programmes de prévention était totale pour l'usager. Par ailleurs, toutes ces actions étaient soumises à évaluation : taux de participation, perception du message, modification des habitudes, diminution de la consommation médicamenteuse, etc. Gratuité et évaluation qui n'existent pas dans la prévention "pratiquée" au cours du colloque singulier !

Reconnaître unanimement que le médecin généraliste est un acteur de prévention ne suffit pas. Il faut définir son rôle. Or le rôle qu'on lui attribue de fait est de plus en plus celui d'un exécutant chargé de faire appliquer des normes ! Un adulte doit avoir tel chiffre de cholestérol, un enfant doit être vacciné contre la rougeole, etc. "Hors des normes, point de salut" !

S'il se veut critique (en tenant compte du contexte par exemple), le médecin finit par se trouver en position inconfortable. Non seulement il risque de culpabiliser les gens qui ne répondent pas à la norme, mais l'amplification médiatique aidant, il sera culpabilisé d'être, aux yeux de ses patients "bien informés", un mauvais médecin, en émettant des réserves dans des cas précis sur la nécessité de répondre absolument à la référence.

Une campagne incite à vacciner tous les enfants contre la rougeole, les oreillons et la rubéole. La rougeole est perçue comme une maladie grave; il faut se faire obligation de vacciner ! S'interroger, ou admettre que les parents s'interrogent sur le fait que le législateur n'impose pas le vaccin (comme il le fait pour d'autres), sur la nécessité de rappels ultérieurs, apparaîtra comme une opposition de principe ou un archaïsme inadmissible.

Il est sûrement plus facile, pour le médecin, d'exécuter docilement la consigne, sans se préoccuper du comportement induit chez le récepteur du message !

Pourtant le médecin de famille possède, s'il le veut, des atouts essentiels pour modifier les comportements. D'abord il connaît ou apprend à connaître ses patients.

Avant de définir un objectif de bonne santé, il essaie de cerner les motivations de l'intéressé et de connaître ses tentatives antérieures (d'arrêt du tabagisme, de régime, ...) et les raisons de leur échec. Connaissant le contexte, il s'efforce d'apporter un message et des modalités pertinentes. Faut-il exiger les mêmes efforts de prévention de l'hypercholestérolémie à 20 ans et à 70 ans ? Lors d'une période de vie difficile, n'est-il pas opportun de différer la date d'arrêt du tabagisme ? Au contraire, le poids que lui confère sa position privilégiée peut être un atout pour aider à la décision, et pour convaincre son interlocuteur. Connaissant les antécédents de phlébite chez les parents, le médecin pourra insister sur les risques de la prise de pilule contraceptive; attentif aux préoccupations de sa patiente de la cinquantaine, il saura mieux argumenter l'aspect préventif d'un traitement substitutif de la ménopause...

Autre atout, le médecin généraliste dispose de la durée. Un refus, un échec ne sont jamais définitifs. La non-observance initiale d'une hygiène alimentaire l'amène à réenvisager le problème ultérieurement. Pour atteindre l'objectif, d'autres opportunités se présenteront. Cela suppose le maintien d'un discours cohérent, ce qui n'est pas toujours facile quand les références retenues changent en fonction des conclusions des études épidémiologiques.

Observateur privilégié, le médecin l'est quand il constate les méfaits de certaines pratiques de prévention. L'acharnement de certains à faire des séances répétées de sport finit par entraîner, avec l'âge, toute une pathologie musculo-tendineuse ou ostéo-articulaire, que le sportif appliqué cherche à nier ou à minimiser. Le repos préconisé n'est pas toujours suivi d'effets et le comportement préventif initial est la source d'une pathologie douloureuse traînante, objet de soins répétés ! Pour un peu, il faudrait, pour instaurer un bon état de santé futur, altérer sa santé actuelle !

Le médecin est encore à même d'observer les rituels de prises de pilules, de sirop... donnés pour prémunir de la maladie...

Par sa pratique, le médecin de famille a un rôle spécifique dans le dépistage. Non pas le dépistage évident (du diabète, de l'hyperlipidémie, ...), mais le dépistage d'une souffrance actuelle ou à venir.

Par son écoute, il perçoit tôt un alcoolisme débutant. Pendant le suivi de la grossesse, il peut aider à préparer un allaitement. Dans les suites de couches, il a le souci de guetter les signaux de déprime. Il sait appréhender les vomissements d'un bébé dans le contexte relationnel avec sa mère...

Autant d'aspects d'une démarche préventive multiforme, dont il peut être l'initiateur.

Mais ce rôle propre au médecin généraliste n'est pas quelque chose d'évident, qu'on assume parce qu'on est médecin. Il faut la capacité d'écoute, le temps suffisant pour le faire et la volonté de coopérer avec d'autres intervenants ou d'autres structures (services médico-sociaux notamment).

Ces éléments sont difficiles à rassembler du fait de la formation initiale de l'étudiant en médecine, du paiement à l'acte, et d'un état d'esprit trop souvent individualiste, par nature ou par réflexe (peur de la concurrence et de la perte du client !).

Le développement de la prévention fait de plus en plus appel à la technique avec, pour corollaire, de moins en moins de place pour la parole. La prescription d'examens complémentaires (échographies de grossesse par exemple) remplace l'écoute, sans soulager forcément l'angoisse de la future mère. Une anxiété trop importante (c'est vrai aussi pour le médecin) induit une demande de nouvel examen pour vérifier que "c'est toujours normal". Le patient devient, "pour son bien", dépendant de techniques biomédicales, sans être jamais satisfait des résultats. Un résultat subnormal finit par être un objet de fixation, invitant à toujours plus de demandes d'interventions ou de médecins.

Que la prévention crée, dans certains cas, de l'angoisse ou la réveille chez un anxieux ou un obsessionnel, le résultat est le même : un recours inopportun à la médecine, au lieu d'une prise en charge de sa santé par l'intéressé lui-même.

Le constat que le médecin a une activité de prévention non négligeable amène donc à se poser des questions sur ce qu'est la prévention, mais aussi d'en mesurer les difficultés, sinon les limites.

Cette réflexion aura-t-elle encore une raison d'être demain, avec le développement de la médecine prédictive ?

Si la démarche ciblée des interventions peut délivrer le médecin de questions sur le rapport bénéfice/inconvénient des actes de prévention, la médecine prédictive en soulèvera bien d'autres à travers la sélection des malades potentiels.

Les "questions pour la prévention" deviendront-elles des "questions d'éthique" ?

II. LA PRATIQUE DE DEPISTAGE DU MEDECIN GENERALISTE : QUELQUES QUESTIONS A PARTIR D'UNE REFLEXION PERSONNELLE

Jean-Marc GIBERT

Le dépistage individuel occupe une place croissante dans ma pratique quotidienne alors que j'observe un fossé entre les espoirs et les résultats de cette activité.

L'exigence d'une vie sans maladie, soutenue par les déclarations de "mes maîtres" dans la presse, et exprimée avec une insistance grandissante par mes clients m'irrite, car je n'ai pas les moyens nécessaires pour y répondre. La formation initiale et continue est inadaptée ou absente, le temps de dépistage n'est pas rémunéré, le coût des examens est important pour mes patients. Après une brève présentation sur la manière dont se passe le dépistage individuel en médecine générale, je présenterai les problèmes soulevés par le choix de la stratégie puis par la prise en charge.

Comment se passe le dépistage individuel en médecine générale ?

Dans la pratique du médecin généraliste, le dépistage résulte d'une demande du patient ou de la proposition du médecin. La demande du patient est souvent associée à d'autres motifs de consultations : "Docteur, je viens pour la visite de la gymnastique et vous m'avez dit qu'il faudrait faire un frottis..."; alors qu'elle rédige son chèque après un examen négatif pour ses jambes lourdes, ses douleurs des seins, le contrôle de son stérilet : "je fume beaucoup, ne faudrait-il pas radiographier mes poumons ? ...", ou encore pendant que l'épouse se rhabille : "vous ne voulez pas contrôler ma tension, le médecin de l'usine l'a trouvée élevée ? ...".

Le dépistage est souvent une proposition du médecin. Parfois maladroite, comme la prescription d'une mammographie de dépistage après un examen clinique négatif chez une angoissée de 30 ans qui consulte pour mastodynies; souvent "anxiolytique", comme cette coloscopie pour ce colopathe de 30 ans, sans antécédent familial. La décision de prescrire, ou de pratiquer un test de dépistage, est souvent routinière : prise de tension artérielle, dosage du cholestérol, frottis cervical. Elle résulte parfois d'un "déclic" au cours d'une consultation coutumière et s'associe à un besoin impérieux de connaître les résultats, alors qu'il n'y a pas d'urgence vraie. Cette obèse tristounette de 45 ans m'avait bien parlé il y a 10 ans de cette soeur suivie pour polypose intestinale; mais ce n'est qu'à la fin de cette nouvelle consultation pour "un régime et des médicaments pour m'aider" que je relis mes notes et décide de prescrire une coloscopie. D'autres fois, la décision est négociée plus calmement avec le patient : mammographie en période ménopausique.

L'attente, l'annonce et le suivi des résultats des tests est toujours source d'angoisse pour le consultant et le médecin. Hémoccult positif en main depuis un "bilan de santé" de la Sécurité sociale, cet obèse de 50 ans qui s'estimait bien portant jusque-là bascule dans le statut de malade; coloscopie normale, il risque bien de continuer à se sentir malade.

Actuellement les demandes de dépistage se multiplient et leur efficacité est presque toujours surestimée.

Comment choisir des stratégies efficaces : Dois-je prescrire les nouvelles techniques (coloscopie, dosage radio-immunologique) au plus grand nombre de patients dociles en risquant d'angoisser beaucoup de faux positifs ? Faut-il sélectionner les maladies graves et fréquentes, les examens dont la capacité de dépistage est prouvée et qui ont démontré leur efficacité clinique, en risquant de priver quelques malades d'un diagnostic précoce ? L'institution médicale ne répond pas.

L'évaluation des stratégies de dépistage est l'objet d'un débat pour quelques généralistes seulement. La majorité pense qu'il faut proposer des examens de dépistage au plus grand nombre[1]. Quelques propositions de stratégie de dépistage existent[2]. Notre unité d'enseignement décentralisé du 3ème cycle de Médecine Générale propose aux étudiants une méthode pour choisir. Elle repose sur un travail documentaire effectué début 1989 et guidé par un objectif : ne retenir que les dépistages vraiment utiles pour nos clients. Pour sept maladies fréquentes et graves (cancers du sein, du col de l'utérus, du côlon, des poumons, de la prostate, hypertension artérielle, dyslipidémie), nous avons recherché parmi les tests disponibles ceux dont la capacité de dépistage est démontrée. Puis nous avons sélectionné les maladies pour lesquelles l'intervention de dépistage diminue la mortalité. Cette stratégie de dépistage étayée par des arguments

---

1 Par exemple beaucoup de généralistes sont séduits par le bilan de santé périodique des adultes proposé par un groupe de formation continue de Valence avec l'appui d'experts universitaires lyonnais : le passeport-santé-prévention. Ce premier livret de santé des adultes est en cours de diffusion dans toute la France, avec l'aide des Assurances générales de France. Ce type de dépistage multiphasique n'a pourtant pas d'efficacité démontrée.

2 Par exemple un rapport peu connu : "*Dépistage préventif chez les adultes : évaluation des méthodes et des programmes*" par DAT Griffithis et ES Ruitenberg (Edition MaisonNeuve France) remis en 1987 au Conseil de l'Europe

épidémiologiques est regrettée par beaucoup de généralistes qui pensent qu'il faut proposer les examens de dépistages à tous les malades.

Ce choix technique : sélectionner comme le voudrait la rigueur, ou prescrire au plus grand nombre comme le demande la société, divise les médecins généralistes. Par contre, la prise en charge du patient aux différentes phases de l'action de dépistage : préparation aux examens, accompagnement pendant la réalisation et le suivi est, de l'avis de tous les médecins généralistes, d'une grande importance.

Comment prendre en charge le patient à qui on propose un dépistage ?

La démarche anthropologique s'oppose à la démarche pédagogique. Il s'agit avant d'expliquer, de conseiller, de pratiquer ou de prescrire un examen, d'apprendre du patient. Son vécu, son savoir (sur la maladie, ses causes, la prévention, le traitement) et ses pratiques préventives éventuelles sont un pôle de connaissance essentiel. La proposition d'une action de dépistage s'appuie sur cette connaissance accumulée au fil des consultations et des visites, et sur la situation relationnelle avec ce patient : coopération, situation médicale classique, patient "hors circuit" ou médecin "hors circuit"[3].

Après la formulation de cette proposition, l'accompagnement pourra concerner quatre domaines[4] :

. cognitif : donner des informations pour comprendre la maladie, l'intérêt et le déroulement de l'action de dépistage

. matériel : prendre en compte concrètement les obstacles à la réalisation de l'examen de dépistage,

. normatif : reconnaître le système de normes et de valeurs de ce patient et l'aider éventuellement à adapter son comportement à ces normes,

. affectif : écouter, rassurer.

Introduire cette démarche anthropologique dans la pratique du dépistage n'est pas concevable dans un centre d'examen de santé de la Sécurité sociale qui pratique des dépistages multiphasiques et qui place le patient systématiquement "hors circuit". Par contre, introduire la démarche anthropologique de manière systématique dans la pratique de dépistage du médecin généraliste, peut permettre

---

3 Typologie proposée par François Laplantine "*La médecine populaire des campagnes françaises aujourd'hui*", à propos de la relation thérapeutique en général. Peut s'appliquer aux situations de dépistage

4 Support social : cette systématisation de la prise en charge des patients peut être appliquée dans de nombreuses situations en médecine générale

d'apporter plus de rigueur à ses comportements habituels de prise en charge.

III. LA PREVENTION CONTRE LE SYSTEME DE SOINS ?

Patrice MULLER

A. Préambule

Je n'aborderai ici que la prévention explicitée et reconnue comme telle par les différents acteurs qui ont à "faire avec" la prévention; il s'agit essentiellement des professionnels de santé d'un côté, et les usagers de la médecine de l'autre. Cette prévention explicite, repérable dans des structures de fonctionnement ou dans des statuts professionnels s'oppose à une prévention implicite faite de comportements individuels puisés pour chacun d'entre nous dans l'air du temps (le psycho-socio-culturel ?). Cette dimension de la prévention ne sera pas prise en compte ici.

L'analyse qui suit provient essentiellement de réflexions élaborées au sein du Syndicat de la Médecine Générale, réflexions s'appuyant sur des pratiques expérimentales, comme celles promues par le Centre de Santé Intégré de Saint-Nazaire entre 1983 et 1986 (cf. ci-dessus).

B. Un état des lieux : la prévention et notre système de santé

Le premier titre choisi pour cette contribution était "la prévention *dans* notre système de santé", mais ce titre aurait signifié prendre ses désirs pour la réalité. L'insertion de la prévention dans notre système de soins ne coule pas de source. Elle semble au contraire génératrice de conflits structurels profonds et disons que, d'un point de vue "foucaldien", en terme d'enjeux de pouvoirs/savoirs, les trois dernières décennies sont marquées par une progression exponentielle de la médecine curative (médecine de diagnostics et de soins) au détriment de la médecine préventive qui a crû dans des proportions bien moindres. Ce "différentiel" entre les deux terrains (préventif/curatif) peut se mesurer à l'aune de différents paramètres :

- le poids économique : le secteur curatif remporte la plus grande part du gâteau pour ce qui est des budgets consacrés aux dépenses de santé et à l'intérieur de ce secteur curatif, c'est le secteur hospitalier qui représente plus de la moitié de ces dépenses, secteur à l'exacte antipode de la prévention sur l'axe : médecine de prévention -> médecine de soins ambulatoires -> médecine de soins avec hospitalisation.

- la production des connaissances : un critère révélateur serait la mesure de la quantité d'articles scientifiques, curatifs versus préventifs.

- l'échelle des valeurs dans la profession médicale : du point de vue du prestige on peut proposer la hiérarchie suivante du haut vers le bas : 1) le médecin hospitalo-universitaire (il cumule un savoir techniciste et le quasi-monopole de l'enseignement de la médecine); 2) le médecin spécialiste (savoir-faire portant sur une des grandes fonctions physiologiques de l'organisme humain et/ou sous-tendu de plus en plus par des instruments technologiques); 3) le médecin généraliste (savoir-faire essentiellement basé sur la clinique et revenu dépendant exclusivement du nombre d'actes de médecine de soins dans le cadre du colloque singulier médecin/malade); 4) lanterne rouge, les médecins de prévention ou de santé publique, comme les médecins de PMI, médecins scolaires, médecin du travail (savoir-faire clinique là-aussi, mais excluant l'activité de soins, rémunération salariée. Du point de vue de la rémunération, du plus haut vers le plus bas, les médecins spécialistes (parmi lesquels les radiologues et les laboratoires d'analyses médicales tiennent le haut du pavé), puis les médecins généralistes, enfin les médecins de prévention (un peu à part les médecins du travail qui ont été longtemps "surpayés" compte-tenu de conditions de travail peu attractives).

C. Pour une logique de prévention dans notre système de soins

A l'inverse donc du 19ème siècle, où l'on vit la prévention prendre le pas, à travers l'hygiénisme, sur la médecine curative très limitée dans ses moyens en particulier contre les agents infectieux, c'est à l'évidence une dynamique inverse qui s'est instaurée dans notre période contemporaine, bien que de tous bords soit prôné le fameux "mieux vaut prévenir que guérir".

En ce qui nous concerne, nous faisons nôtre cet adage qui, appliqué au système médical, consiste à faire en sorte que les structures médicales permettent, au fur et à mesure de la progression de nos connaissances et de nos capacités à intervenir dans la chaîne des causalités d'une maladie, de prendre les problèmes médicaux plus en amont et/ou plus précocement. C'est-à-dire qu'il y a progrès potentiel dans l'abord d'une maladie chaque fois que l'on déplace cette prise en charge de l'hôpital vers la médecine ambulatoire, puis si possible vers la démédicalisation du problème avec sa résolution par la société et les individus eux-mêmes en dehors de toute prise en charge par le système médical.

D. Les difficultés et les enjeux

Notre système de santé souffre dans ses modalités actuelles de tares rédhibitoires : absence de coordination possible permettant de repérer un problème médical dans sa globalité, intérêts contradictoires ou concurrentiels entre les différents intervenants.

- L'absence de concertation entre les différents acteurs professionnels de notre système de soins : au plan local, loco-régional, il n'existe aucune concertation ni élaboration possible de stratégies.

- L'absence d'un dialogue régulier au niveau d'un territoire donné entre les habitants et les différents intervenants professionnels de santé pour ce même territoire.

- Plus grave encore pour la prévention, les structures de santé ne vivent que par et pour le curatif : ce qui est rémunérateur pour un médecin libéral, c'est de faire un maximum d'actes concernant le diagnostic et/ou le traitement d'une maladie (prendre le temps de parler, de discuter, de s'informer est un non-sens au regard du mode de rémunération à l'acte). De même il serait suicidaire pour des médecins hospitaliers ou un directeur d'hôpital avec les règles de gestion actuelles d'inscrire leurs efforts dans des actions de prévention ayant pour aboutissant une utilisation moins importante de l'hôpital dans son rôle basé exclusivement sur le curatif.

- Une logique de prévention permettant de démédicaliser un certain nombre de problèmes médicaux dans une tentative constante de prendre les problèmes médicaux le plus en amont possible en fonction des avancées du savoir et du savoir-faire médical, s'oppose à la logique actuelle "rétentionnelle" de la part des différentes catégories médicales essayant de s'accaparer "une part de gâteau" de plus en plus grande sans rien donner aux autres intervenants en amont de la chaîne du système de santé.

- Face à cette situation, véritable guerre de positions où l'on voit le curatif enfoncer le plus profondément et le plus largement possible ses pieux d'ancrage à l'intérieur du système de santé, la prévention ne peut prendre que des miettes aux pourtours de ce système de santé. Ou alors, autre stratégie possible, peut-être va-t-elle profiter de la brèche ouverte par les formidables avancées en matière de génétique pour aller vers un développement très rapide de la médecine prédictive ?

- Défi majeur pour notre société, l'introduction "sauvage" de cette médecine prédictive au gré de l'offre et de la demande individuelle (seul mode de rapport institutionnalisé entre l'usager et "son" médecin dans notre système de santé), sans réel débat sur quelle politique de santé nous voulons dans notre société, ne peut que faire frémir d'inquiétude l'auteur de ces lignes quand il pense à l'avatar plus ancien de cette orientation pour la prévention : l'eugénisme de Galton et les effroyables dérives "préventives" du nazisme.

E. Perspectives : deux scénarios pour le futur

Deux scénarios sont à envisager pour les années à venir pour ce qui concerne la prévention, scénarios dépendants de l'évolution des tendances lourdes de notre système de santé.

1er scénario : le système continue sur les rails actuels, c'est-à-dire un système non coordonné, centralisé à l'extrême, où ce qui est rémunéré ou "rémunérateur" pour la structure, est l'activité de soins (médecine diagnostique et thérapeutique), ou le seul rapport institutionnalisé entre les citoyens et leur système de soins est celui du colloque singulier soignant/soigné à l'occasion d'un mal-être ressenti.

Une autre variable joue un rôle essentiel dans le type d'évolution de notre système de soins, c'est l'introduction d'une logique marchande dans notre système de soins depuis dix ans avec le double secteur en médecine : un secteur 1 qui engage les médecins à appliquer des tarifs fixés de façon contractuelle avec la Sécurité sociale, un secteur 2 qui du point de vue structurel "a le vent en poupe" et qui permet aux professionnels qui l'ont choisi de demander des tarifs libres "à la tête du client", ou encore comme le dit avec beaucoup d'humour le texte officiel "avec tact et mesure". Il reste peu de place à la prévention pour pouvoir s'immiscer dans de telles logiques de fonctionnement, d'où une situation en marge (Cf supra l'état moribond des médecines "spécialisées" en prévention), ou bien le contournement des rouages du système de soins : petites équipes d'experts élaborant un certain nombre d'actions de prévention qu'ils lancent par le haut, via des campagnes médiatiques nationales à destination des usagers, court-circuitant ainsi par la force des choses les professionnels de santé de terrain. Le type même de ces actions sont les campagnes du Comité français pour l'Education et la Santé (campagne contre la drogue, pour la vaccination rubéole-oreillons-rougeole, etc...).

L'autre percée envisageable pour la prévention est sa "branche" médecine prédictive, propulsée sur les devants de la scène du fait des progrès du génie génétique (qui semble être devenu l'Eldorado de futurs profits industriels si on en croit les efforts actuels dans ce domaine de la recherche accomplis par des pays comme les U.S.A.) et qui, laissant en l'état le système médical, avec la préoccupation pour le citoyen de "s'assurer" individuellement un bon état de santé pour lui et pour sa progéniture.

2ème scénario : le système de santé évolue avec des modifications structurelles permettant de mettre en place une réelle politique de santé faisant de la prévention un axe moteur dynamisant, avec mise en place de lieux de concertation usagers/professions de santé, élaboration de stratégies en matière d'actions de santé, évaluation des résultats de ces actions de santé. Nous avons développé ailleurs les points clefs d'une telle réforme qui serait basée sur une gestion décentralisée des budgets de santé, de type tripartite (financeurs/usagers/professionnels de santé) au plan loco-régional, avec insertion spécifique d'un rôle de prévention pour les professionnels de santé acteurs de terrain. Cette dernière dimension suppose des modifications ou des ajouts dans les statuts professionnels actuels (circulation facilitée pour les acteurs pour aller d'une structure d'exercice à l'autre, modifications dans le mode de rémunération, sortie du système de santé d'une logique de marché).

Pour une confrontation multidisciplinaire de ces problèmes

L'abord pluridisciplinaire de ces sujets par les sciences humaines ne peut être que fructueux eu égard à l'état pour le moins parcellaire et parcellisé de la réflexion concernant notre système de soins, qui en tant que système a des cohérences et des logiques internes méritant d'être appréhendées au mieux, afin que des choix politiques dignes de ce nom puissent être faits dans le sens d'une meilleure efficience (= rapport qualité de la prestation fournie / coût de la prestation fournie). Nul doute que dans cette problématique l'enjeu de savoir quel type de prévention nous voulons est fondamental.

IV. DE L'APPROCHE INDIVIDUELLE A LA DEMARCHE COLLECTIVE

Elisabeth MAUREL-ARRIGHI

En médecine générale, *soins et prévention* sont intimement liés, bien plus que ne pourraient le faire croire les chiffres où une consultation sur six est consacrée à un acte de prévention.

Le généraliste soigne, certes de façon ponctuelle les symptômes de son patient, mais aussi pense à l'avenir. Peut-être que ces douleurs d'estomac qui sont aujourd'hui une simple gastrite pourraient se transformer en ulcère, voire en cancer. D'une certaine manière, ne pourrait-on pas dire que le patient a tiré une première sonnette d'alarme avec ce symptôme ? A nous de l'entendre comme tel. Est-ce du surmenage, de l'anxiété, des conditions de vie difficiles, des habitudes alimentaires néfastes ? Prendre le temps d'écouter chaque symptôme, de le replacer dans son contexte, de donner à chacun le temps de verbaliser ce qu'il ressent dans son corps et dans sa vie. Peut-être ainsi peut-on aider à éviter une aggravation.

Cet aspect *d'écoute et d'accompagnement* fait la spécificité du travail de prévention en médecine générale. Par exemple, la prévention chez un nouveau-né, est-ce le dosage de protéines spécifiques de l'allergie (IgE) dans le sang du cordon à la naissance, comme cela se fait dans certaines maternités ? Ou bien plutôt accompagner les parents avant et après la naissance par une écoute de leurs questions, de leurs craintes et de leurs rêves ? Les problèmes banals de sommeil, d'alimentation, etc. deviennent l'occasion pour les parents d'acquérir un savoir-faire, de dire et de dénouer des interactions difficiles et de prendre confiance dans leurs possibilités de protéger leur enfant.

On peut dire que la médecine générale est une médecine psycho-socio-somatique qui s'inscrit dans la durée. Elle prend en compte le biologique, mais aussi le social et le psychologique. Elle soigne dans le présent mais accompagne aussi dans le temps, et pense à l'avenir. Elle est en cela une médecine préventive.

Ce qui était ressenti empiriquement en médecine générale rejoint *l'évolution des idées* au carrefour des apports de la sociologie, de l'anthropologie et des données récentes de la biomédecine. L'ère du pastorisme et de la clinique de Bichat fondée sur l'anatomopathologie est heureusement en train de se terminer. La théorie n'est plus : "*un microbe, une maladie*". Maintenant, même à l'hôpital, la biomédecine reconnait l'existence de cofacteurs. On commence à voir qu'une maladie apparaît du fait de la convergence de différents éléments, un gène, un virus associé à un autre virus, un facteur alimentaire... De même, les données récentes sur les inégalités sociales de santé montrent bien que les conditions de vie difficiles aggravent considérablement la morbidité et la mortalité.

Voilà pour les professionnels. Et nos patients ? Les gens savent bien, eux, que leurs conditions de vie, leur hérédité ont à voir avec leur santé. Que ce sont souvent dans les périodes difficiles qu'apparaissent les problèmes de santé. Parfois ils l'oublient devant leur impuissance à changer les choses, et aussi devant l'aveuglement général où rares sont ceux qui osent dénoncer clairement ce qui se passe.

Le médecin généraliste devient alors *un témoin qui témoigne en faveur du patient et qui l'accompagne.* Il s'agit alors de donner du crédit, du poids à ce que les gens sentent eux-mêmes. C'est seulement si on a bien voulu reconnaître la réalité des éléments agressifs pour la santé qu'on peut s'autoriser à proposer un changement de comportement de santé. Si on a bien voulu écouter la terreur ressentie par un enfant face à la violence d'un père alcoolique, la fatigue actuelle devant des horaires difficiles, on peut alors proposer une réduction du tabagisme. La question devient : "comment se protéger aujourd'hui ?". La démarche n'est plus répressive face à des conduites de plaisir dangereuses, mais positive dans un mouvement d'autoprotection des patients par eux-mêmes.

Telle est, peut-être, la démarche individuelle de prévention en médecine générale. Mais les questions de santé publique nécessitent également une approche collective. La société a aussi besoin de changer de comportement. Au delà des problèmes génétiques et des difficultés affectives individuelles, il y a les modes de vie dangereux subis, que ce soient la pollution, les inégalités sociales, le manque de formation à l'écoute des professionnels de l'éducation ou de la santé, l'absence d'espace de parole.

De témoin des souffrances individuelles, comment passer à un rôle de *sentinelle vis-à-vis de la société* ? Dans notre système de médecine libérale payée à l'acte, ce n'est pas simple. Mais peut-être que la confrontation transdisciplinaire pourra y aider les différents professionnels, généralistes, médecins spécialisés, et sociologues, etc. Pour donner à la population elle-même les moyens de dénoncer les facteurs de risque collectifs des maladies et provoquer les changements nécessaires auprès des acteurs politiques.

PROGRAMMATION D'ACTIONS EDUCATIVES

Une recherche à propos du diabète :

L'étude EDIAB

Judith CHWALOW

En raison des progrès de la technologie médicale, des victoires sur les maladies infectieuses et des changements démographiques, les sociétés actuelles sont de plus en plus concernées par la prévention. Bien que les connaissances médicales sur les maladies les plus importantes aient beaucoup augmenté dans les dernières années, il existe toujours de grandes lacunes dans notre compréhension de l'histoire naturelle de la plupart des maladies [2]. Les dimensions psychologiques, sociales et comportementales de la prise en charge des maladies sont en particulier mal connues. Parmi les dix causes de mortalité les plus importantes, huit sont principalement associées au comportement [9]. Dans une société démocratique, les causes comportementales des maladies chroniques sont difficilement contrôlables par les moyens légaux ou coercitifs. Par conséquent, l'étude de l'histoire naturelle de ces comportements, grâce aux sciences psycho-sociales ou comportementales, et l'étude des modifications de ces comportements par l'éducation sanitaire sont deux activités nécessaires et complémentaires.

L'éducation sanitaire peut être définie comme "toutes combinaisons d'expériences éducatives dont le but est de faciliter l'adoption volontaire de comportements favorables à la santé" [4]. L'éducation sanitaire a pour but d'intervenir sur le processus comportemental pour maintenir un comportement favorable à la santé ou supprimer des habitudes liées à une augmentation des risques. Que ce soit au niveau de la prévention primaire, secondaire ou tertiaire, l'éducation sanitaire peut être vue comme une intervention dont le but est de prévenir la maladie, le handicap ou la mort, ou d'améliorer la qualité de vie grâce à des changements volontaires de comportements liés à la santé.

Pour être efficace, l'éducation sanitaire implique que les programmes soient développés et organisés en connaissant la population-cible, et ensuite évalués sur leur capacité à permettre le changement de comportement désiré. Le diagnostic éducatif peut avoir pour cible les malades, des personnes de soutien (famille, amis...) et/ou les professionnels de santé.

Dans la littérature [3, 6, 8, 11], les nombreux programmes éducatifs adoptent ce que l'on peut appeler une approche "de spécialiste" en commençant par prévoir l'intervention éducative sans se baser sur les besoins spécifiques de la population cible ou sur des buts précisément définis. Dans la plupart des maladies chroniques, on observe une tendance à simplifier la relation entre l'enseignement et les résultats en terme de santé [5]. Les programmes sont souvent mis au point et implantés sans prendre en compte les principes généraux de l'éducation sanitaire [4]. Par exemple, aucune intervention éducative unique et employant une seule approche ne peut permettre un changement de comportement définitif, et par conséquent une intervention éducative doit comporter plusieurs volets, être suffisamment large, tout en ciblant une population spécifique pour obtenir un maximum d'efficacité.

Un autre problème important vient du fait que les programmes éducatifs sont le plus souvent évalués en mesurant les changements d'état de santé ou la survenue de maladies. Il ne faut pas s'attendre à ce que l'éducation sanitaire puisse faire plus que modifier des comportements. La mise en évidence d'une relation entre comportement et état de santé appartient au domaine de l'épidémiologie. Donc, bien que la mesure de l'état de santé puisse faire partie des critères d'évaluation d'une intervention éducative, des critères précis de mesure du comportement sont indispensables en raison du risque d'erreurs de la deuxième espèce (ne pas voir une différence qui existe). Le programme éducatif peut changer le comportement sans que le changement de comportement soit lié à un changement d'état de santé. Pour changer un comportement il faut en général modifier les connaissances, les attitudes, les opinions, l'échelle des valeurs, la perception des sujets et de leur entourage social (famille, amis, professionnels). Ces variables sont les paramètres intermédiaires de la relation entre l'intervention éducative et le changement de comportement.

Le but général de l'éducation sanitaire peut se résumer ainsi : obtenir un changement volontaire de comportement permettant la prise en charge de sa santé par le sujet lui-même. La recherche et l'évaluation dans ce domaine ont généralement pâti d'un manque de rigueur méthodologique qui aurait permis de tester si ce but général était atteint. Ainsi, le programme peut être mis au point sur la base des idées admises ou des intuitions personnelles des investigateurs plutôt que par un recensement systématique des besoins de la population cible. L'évaluation consiste souvent à reporter le nombre de séances offertes ou le nombre de patients qui les ont suivies plutôt qu'à mesurer l'impact de l'intervention sur le comportement et l'état de santé. Il est crucial de réaliser des essais contrôlés qui évaluent l'efficacité de l'intervention.

Les principaux domaines d'intérêt doivent être les comportements de prévention de la santé ou de diminution des risques et l'efficacité à long terme de l'éducation sanitaire sur la prise en charge individuelle.

Par exemple, le diabète est une maladie chronique qui nécessite que le malade joue le rôle principal dans le traitement de sa maladie et la prévention des complications [1]. Cela nécessite compréhension et compétence technique concernant son régime, son activité physique, son traitement médicamenteux, la surveillance de sa glycémie, les soins de la peau et des pieds, les précautions à prendre et les cas d'urgence (maladies hypoglycémiques). Dans tous les cas, par sa nature même, une maladie chronique nécessite que le patient puisse agir quotidiennement de façon indépendante en dehors de la surveillance constante du personnel soignant. Ainsi le diabète offre un modèle pour le développement et l'évaluation de programmes éducatifs préventifs, dont les objectifs principaux sont la prise en charge par le sujet de son ou ses traitement(s) (régime, auto-surveillance, médicaments, soins d'hygiène...) dans le cadre quotidien. Peu d'études rigoureuses d'interventions éducatives dans ce domaine sont publiées dans la littérature [7, 10]. C'est la raison pour laquelle il a paru utile de présenter la recherche "EDIAB".

I. BUT DE LA RECHERCHE

La prise en charge du diabète est liée à une association complexe de facteurs sociaux, psychologiques et physiques. Les diabétiques non insulino-dépendants, fréquemment asymptomatiques, rencontrent de grandes difficultés à accepter le diagnostic et à s'adapter aux exigences d'un traitement à suivre jusqu'à la fin de leurs jours. Généralistes ou spécialistes décrivent pour ces malades des problèmes spécifiques d'adhérence au traitement et de prise en charge. Une difficulté supplémentaire vient du fait que les recommandations données aux malades proviennent de plusieurs sources, sous des formes variées et sont entendues par des sujets ayant chacun leur personnalité et leurs problèmes personnels. Les généralistes traitant 80 % des non insulino-dépendants en France, leur participation à tout programme éducatif concernant ces malades lui est indispensable. Ce programme de recherche se propose de mettre au clair les obstacles ou au contraire les facteurs facilitant la prise en charge du diabète non insulino-dépendant (DNID) parmi les diverses populations cibles -malades, proches du malade, personnels de santé- et d'évaluer l'efficacité d'interventions éducatives parfaitement ciblées sur le comportement de ces populations. Les trois objectifs principaux sont :

1) d'apprécier les besoins cognitifs, affectifs et comportementaux des différentes populations-cibles impliquées dans la prise en charge du diabète non insulino-dépendant, ici les malades et leurs généralistes

2) de développer des interventions éducatives basées sur les résultats du 1.

3) d'évaluer l'impact de ces interventions, ciblées sur les populations étudiées, sur le comportement.

De plus on pourra :

1) tester l'existence d'une relation entre comportement et état de santé dans la population des malades

2) évaluer le rôle du(des) réseau(x) social(aux) de soutien dans la prise en charge de la maladie

3) valider des échelles standardisées déjà existantes et/ou développer de nouvelles échelles adaptées à des populations de langue française.

II. ORGANISATION DE L'ETUDE

Cette étude comporte trois phases :
- Phase I : diagnostic éducatif
- Phase II: développement des programmes éducatifs
- Phase III : essai clinique d'éducation.

A. Phase I : diagnostic éducatif

1. Buts

Les but de la phase I sont :

- d'obtenir la participation des généralistes à une recherche
- d'apprécier l'attitude des généralistes vis-à-vis du traitement des DNID
- de déterminer leur perception des difficultés qu'ils rencontrent pour obtenir la compliance et le contrôle de leurs diabétiques non insulino-dépendants
- de développer et mettre au point un outil permettant la mise en évidence des facteurs qui influencent le comportement du malade, de ses proches, et des personnels de santé avec lesquels il est en rapport, vis-à-vis du traitement de sa maladie.
- d'utiliser cet outil pour apprécier les facteurs qui empêchent ou facilitent l'acquisition de ces comportements
- de valider des échelles standardisées existantes dans une population de langue française
- de développer et mettre au point des échelles cognitives et affectives dans des populations de langue française.

2. Populations cibles

La population cible est constituée par tous les médecins généralistes pratiquant en France métropolitaine et de leurs diabétiques non insulino-dépendants. Un échantillon stratifié de 5 % des généralistes pratiquant en France a été tiré au sort à partir de la liste mise au point par PHARMAPOST (N = 49 469). Les généralistes ont été interrogés par téléphone. Au cours de l'entretien, on leur a demandé l'autorisation d'inclure trois de leurs patients non insulino-dépendants dans l'étude "patients" de la phase I.

L'échantillonnage a été poursuivi avec remplacement jusqu'à ce que 2000 médecins soient inclus dans l'étude. Le recrutement a duré 3 mois comme prévu. Toutes les données possibles concernant les refus ont été enregistrées pour analyser en détail ces refus.

Tous les médecins ont été interrogés par téléphone par 5 enquêteurs entraînés. La littérature et une étude pilote réalisée en région parisienne montrent que les données ainsi recueillies sont comparables à celles d'un entretien direct. L'utilisation du téléphone permet d'accroître la taille de l'échantillon pour un moindre coût, financier et aussi en temps, à la fois pour l'enquêteur et pour le médecin.

3. Plan d'expérience

L'étude "médecins" de la phase I est une étude descriptive sur un échantillon représentatif de la population cible, tiré au sort sur une base de sondage existante, stratifié sur des critères liés aux paramètres étudiés. Chaque sujet n'est interrogé qu'une fois.

L'étude "patients" de la phase I est aussi une étude descriptive, mais l'unité de sondage et d'analyse est le médecin généraliste traitant. Les patients potentiellement inclus dans l'étude sont tous les malades non insulino-dépendants des médecins précédemment sélectionnés.

4. L'analyse

L'analyse comprend trois étapes :

- Le questionnaire médecin étant essentiellement descriptif, les résultats sont surtout des fréquences

- La deuxième partie porte sur l'évaluation des échelles standardisées et des nouvelles échelles en tant que prédicteurs dans des populations de langue française. La fiabilité et la validité des instruments utilisés a été appréciée. Les coefficients alpha de Cronbach ont été calculés pour l'analyse de la fiabilité par item et on a inclus l'évaluation de la corrélation entre items et résultats globaux et les corrélations entre items. La validité des échelles par auto-questionnaires a été appréciée en fonction du fait que l'échelle est ou non un prédicteur puissant des variables dépendantes (par exemple le contrôle, la présence de complications, etc...), et également à partir des corrélations avec les prédicteurs ainsi mis en évidence.

- La troisième partie de l'analyse de la phase I est centrée sur la mise en évidence des autres prédicteurs de la variable dépendante et des covariables à prendre en compte. On a pu déterminer, grâce à la régression multiple, les variables, caractéristiques des sujets ou indépendantes, qui sont des prédicteurs indépendants de la variable dépendante. Une régression pas à pas a permis de déterminer l'ordre d'importance des prédicteurs. L'indépendance relative des différents prédicteurs a été appréciée par des corrélations partielles.

B. Phase II : Développement de programmes éducatifs

Le but est de développer des programmes éducatifs que les généralistes utilisent avec leurs malades diabétiques en se basant sur les informations recueillies dans la phase I.

Les malades et les médecins inclus lors de la phase I ont été interrogés sur les facteurs qui facilitent ou empêchent la prise en charge du DNID. Certains de ces facteurs doivent être liés à la compliance et au contrôle. C'est sur eux qu'il convient d'agir en développant des programmes éducatifs permettant soit de supprimer les barrières, soit d'utiliser les facteurs facilitant dans le cadre de la médecine de ville.

Des programmes éducatifs basés sur ces données ont été développés. Ces programmes sont testés à la phase III, auprès des médecins du groupe "essai clinique d'éducation".

C. Phase III : Essai clinique d'éducation

1. But

Mette en place et tester des stratégies éducatives pour mesurer leur impact sur le comportement et le contrôle des DNID suivis en médecine de ville.

La population cible est constituée par les DNID connus depuis plus de six mois suivis par les généralistes participant à l'étude.

2. Echantillon

Il est constitué par les DNID des généralistes (n = 751) qui ont accepté de participer à l'étude.

Le tirage au sort entre l'un des deux groupes expérimentaux (utilisation de l'un des programmes éducatifs) et le groupe témoin (traitement habituel) a été effectué au niveau des médecins. Bien que le tirage au sort par sujet soit meilleur que le tirage au sort par médecin, la méthode choisie est préférable sur le plan pratique pour être sûr que chaque sujet est effectivement dans le groupe où il doit être (voir limitations de l'étude).

Les médecins recruteront leurs malades dans l'étude et feront remplir le questionnaire d'entrée; selon le cas, ils utilisent le programme éducatif ou non, et ont à remplir le questionnaire de sortie à quatre mois. L'étude pilote permet de prévoir l'inclusion de 10 malades par médecin en trois mois. Le recueil des données durera sept mois.

3. Plan expérimental

Il s'agit d'un essai contrôlé utilisant des mesures pré et post interventions pour tester l'efficacité de stratégies éducatives en médecine libérale. Le contenu des stratégies était déterminé à la phase II de l'étude.

4. Procédure

Les médecins généralistes ont été sélectionnés au début de la phase I. Les médecins sont prévenus qu'ils reçoivent le programme éducatif à la première ou à la deuxième étape de l'étude. La première étape est en fait l'étude, et la deuxième étape n'existe pas. Grâce à cette organisation, les médecins ignorent le groupe pour lequel ils ont été tirés au sort. En fin d'étude, tous les médecins reçoivent le programme éventuellement modifié.

Les médecins présentent l'étude à leurs malades et demandent leur accord. Les malades ayant accepté l'étude rempliront le questionnaire d'entrée auquel le médecin ajoutera la dernière glycémie à jeun, le poids, les triglycérides et la tension artérielle.

Si le médecin fait partie du groupe expérimental, il utilise alors le programme éducatif pour informer ses malades. Dans le cas contraire, les malades reçoivent le traitement habituel. A quatre mois, tous les malades rempliront un second questionnaire et le médecin ajoutera les derniers résultats (glycémie à jeun, poids, triglycérides et tension artérielle).

Les questionnaires sont envoyés par courrier à l'équipe de recherche.

5. Plan d'analyse

Les variables dépendantes seront définies en fonction des objectifs éducatifs. La plupart seront des variables qualitatives ou les scores de différentes échelles. L'utilisation d'échelles existantes nécessite leur validation sur des données existantes au sein de populations françaises pour établir leur fiabilité et leur validité. Le développement de nouvelles échelles nécessite des analyses factorielles et de classification pour tester leur fiabilité et, si possible, leur validité (voir phase I).

Les groupes expérimentaux et le groupe témoin seront comparés pour chacune des variables dépendantes identifiées, en prenant en compte la stratification de l'échantillon et éventuellement certaines caractéristiques des sujets (durée de la maladie, paramètres sociaux et/ou démographiques). Pour déterminer quels facteurs jouent le rôle le plus important dans les modifications du comportement et de l'état de santé, on recourra à la régression multiple.

La relation entre changement de comportement et état de santé sera explorée à l'aide d'analyses multivariates comme la régression et la discrimination multiples.

6. Limitations

Comme on l'a déjà souligné, le problème principal tient à la randomisation par médecin. Le succès ou l'échec du programme éducatif peut être dû soit au médecin, soit au programme. La randomisation par sujet n'est toutefois pas possible en raison de la difficulté de faire faire le tirage au sort par le médecin, de la possibilité que plus d'un membre d'une famille soit traité par le même médecin pour le diabète, et de la contamination possible entre malades d'un même médecin.

III. LES RESULTATS DEJA OBTENUS

A. Phase I

1. Echantillonnage

Un échantillon stratifié (sur la région, la taille de la commune et le type de pratique) de médecins généralistes a été tiré au sort à partir d'une liste de tous les médecins généralistes français (liste mise au point par PHARMAPOST, n = 49 469). 3 362 médecins ont donc été contactés par 5 enquêteurs entraînés, la phase de recrutement a duré trois mois comme prévu. 70 % des médecins généralistes de cet échantillon ont donné leur accord pour prendre part à une étude étudiant les facteurs influençant le traitement prescrit et la compliance du malade vis-à-vis de ce traitement. Parmi ceux-ci, 92 % (n = 2 055) ont accepté de distribuer un auto-questionnaire à leurs patients diabétiques non insulino-dépendants, parmi lesquels environ 1 400 ont répondu. Le recueil des données s'est achevé en novembre 1989.

2. Résultats de l'enquête auprès des médecins

Les médecins généralistes sont très conscients du risque de complications spécifiques liées au diabète, et prescrivent régulièrement des examens destinés à dépister les complications (un bilan biologique tous les mois, 2 mois ou 3 mois; un fond d'oeil tous les ans et un bilan rénal une fois par an ou plus).

99 % des médecins jugent que les patients prennent facilement les comprimés qui leur sont prescrits, mais il n'en est pas de même pour le régime, l'insuline ou l'exercice physique qui sont en grande majorité mal acceptés. C'est pourtant le régime qui est le traitement de première intention pour 86 % des praticiens.

Plus de la moitié des médecins mettent en avant les complications pour convaincre leurs malades d'accepter le régime; cependant, 75 % d'entre eux instituent un dialogue pour la mise en oeuvre de celui-ci. Il ressort également que le temps consacré aux aspects psychologiques et sociaux est plus important que le temps consacré à l'examen somatique.

2/3 des médecins pensent que leurs patients sont compliants et suivent leurs prescriptions.

La moitié seulement des praticiens pense que l'auto-surveillance (glycémie au bout du doigt et contrôle urinaire) peut permettre une meilleure prise en charge du diabète.

Presque tous les médecins revoient régulièrement leurs malades tous les mois (37 %), tous les 2 mois (29 %) ou tous les 3 mois (30 %)). 86 % d'entre eux connaissent les autres membres de la famille, et 67 % les font participer au traitement du patient.

3. Résultats de l'enquête auprès de leurs malades

L'échantillon comprend 1 366 diabétiques non insulino-dépendants dont la moyenne d'âge est de 62 ans (18-100), 56 % sont des hommes, 76 % des patients sont mariés et seulement 20 % d'entre eux vivent seuls. 20 % des patients inclus ont déclaré avoir une activité professionnelle au dehors. En moyenne, le diabète est connu depuis 11 ans (0-50 ans); 21 % ont déjà été hospitalisés au moins une fois pour leur diabète.

4/5 des malades ont un poids supérieur au poids idéal calculé par le médecin et 80 % d'entre eux cherchent à perdre du poids.

92 % des diabétiques acceptent le fait que leur maladie est chronique et durera toute leur vie. En dépit de leur obésité et de leur taux de glycémie, 75 % des malades se considèrent en bonne santé et jugent bonne leur qualité de vie.

Parmi les 30 % de patients chez lesquels a été dosée l'HbA1, 45 % sont mal contrôlés et 37 % moyennement contrôlés. Ce problème n'est, de toute façon, pas en rapport avec le sexe. La glycémie à jeun a été retrouvée entre 4 et 27,9 mmol/l, avec une moyenne de 8,5 mmol/l, montrant que 66 % des patients sont moyennement ou mal contrôlés.

Presque tous les malades pensent que leur diabète peut être équilibré en suivant les conseils de leur médecin, mais 80 % disent avoir des difficultés à changer leur mode de vie, principalement à suivre un régime (73 %), à faire de l'exercice physique (65,5 %), alors que la prise de médicaments est moins souvent un obstacle (40 %). Les malades savent donc pertinemment que les complications propres à la maladie peuvent être évitées en se prenant en charge, mais ils ont tendance à penser qu'ils seront alertés par des signes d'alarme en cas de complications et qu'en l'absence de tels signaux, il n'y a pas à s'inquiéter. Comme ils sont certains que les complications peuvent être évitées, ils ne perçoivent pas leur maladie comme grave. 80 % des malades ont un score supérieur à la moyenne visant à tester leur possibilité de faire face à la maladie, et ceci n'est pas lié à la durée de la maladie.

En général, les patients ne suivent pas correctement les conseils de leur médecin. Presque tous les diabétiques à qui l'on a demandé de surveiller leur poids à la maison le font. Mais très peu sont capables de suivre leur régime. 96 % des diabétiques prennent des médicaments et 88 % les prennent régulièrement. 72 % des médecins prescrivent de l'exercice physique, et 60 % de leurs patients en font.

46 % des médecins conseillent la surveillance de la glycosurie, 28 % l'acétonurie, et 56 % l'auto-contrôle glycémique, mais à peine la moitié des patients suivent ces conseils. 38 % recommandent à leurs malades de surveiller leurs pieds, et seulement 13 % sont compliants.

Plus les patients reçoivent un nombre important de conseils et moins ils sont à même d'équilibrer leur glycémie ($p<0,001$). Cela indique peut-être un niveau de complexité trop grand pour le malade. Plus de 50 % des patients ne suivent pas la moitié des conseils de leur médecin.

Dans l'ensemble, les patients laissent au médecin toute la responsabilité de leur prise en charge. Les malades en général lui posent peu de questions lors des visites. Ils sont également réticents à se traiter eux-mêmes, même pour des bricoles. Bien qu'ils pensent être capables de faire face à leur maladie, ils ont des réticences à modifier de leur propre initiative leur régime ou leurs traitements médicamenteux.

Au total, ils sont extrêmement passifs.

97 % des patients sont satisfaits ou très satisfaits de la prise en charge de leur maladie par leur médecin, alors que seulement 73 % sont satisfaits ou très satisfaits de l'aide que leur apporte leur époux(se).

De même 95 % sont satisfaits ou très satisfaits de la qualité du soutien psychologique apporté par leur médecin, contre seulement 75 % quand il s'agit du conjoint.

Le rôle du médecin est, on le voit, très important pour ces patients.

Il y a un manque de connaissances théoriques parmi les patients leur score de connaissance est très bas, puisque 45 % sont incapables de répondre correctement aux questions et 90 % donnent moins de la moitié des bonnes réponses. Malgré cela, ils pensent à 90 % que leur niveau de connaissances est bon ou excellent.

En outre, ils aimeraient avoir plus d'informations concernant les complications (83 %), l'auto-surveillance (77 %), le régime (75 %) et le rôle de la famille (67 %). Ils aimeraient plus d'explications de la part de leurs médecins (67 %) et plus d'éléments pratiques (71 %) comme par exemple des documents, des livres...

4. Discordance entre médecins et malades

Les praticiens ne semblent pas avoir réussi à communiquer leur sentiment du caractère sérieux du diabète à leurs malades. Leurs recommandations ne sont, la plupart du temps, pas ou mal suivies.

Les praticiens, très conscients de ces problèmes, ne connaissent pas les méthodes permettant de changer le comportement. Ils sont, dans l'ensemble, disposés à considérer leurs malades comme un partenaire dans le traitement de leur maladie, alors que les malades ne sont pas prêts à accepter cette responsabilité.

5. Facteurs à prendre en compte dans l'éducation des malades

Plusieurs facteurs importants pour l'éducation des diabétiques non insulino-dépendants ont été extraits des données de cette étude :

- Les patients ne considèrent pas que le diabète non insulino-dépendant est une maladie grave, au point qu'ils ne se sentent pas concernés par les complications à long terme dont ils ont entendu parler.

Suivre les recommandations thérapeutiques ne sera possible qu'à partir du moment où le malade sera convaincu de leur efficacité.

Une discussion approfondie avec le malade sur le traitement comme sur les conséquences de la maladie peut permettre au malade d'apprécier le caractère néfaste d'un taux de glucose élevé, tout en se rendant compte de ce qu'il peut faire pour y remédier.

- Les patients n'ont pas les connaissances théoriques nécessaires pour suivre un régime équilibré. En outre, il faut se souvenir que, si les connaissances sont indispensables, elles ne sont pas suffisantes pour changer le comportement.

- Les patients sont rarement réalistes et cherchent à perdre trop de poids en trop peu de temps : il est important de fixer des buts à la fois à court et à long terme; il faut par exemple débuter par une perte de poids d'environ 2 kg par mois, et apprendre aux malades à se récompenser lorsqu'ils atteignent leurs objectifs.

- Pour les patients, le médecin est la personne qui les aide le mieux pour la prise en charge et le soutien psychologique. En réalité, le médecin généraliste est considéré comme responsable du contrôle de la maladie, alors que celui-ci préférerait être plus d'égal à égal avec son malade. Il faut aider les malades à prendre conscience de la nécessité de se prendre eux-mêmes en charge.

- Les patients estiment ne pas être aidés par leur entourage comme ils le sont par leur médecin. Les patients bien entourés réussissent plus facilement à se prendre en charge.

- Plus il faut changer le mode de vie et moins le diabétique sera compliant. Il est nécessaire d'adapter le traitement au mode de vie du patient, en lui expliquant par exemple de quelle façon il peut inclure ses aliments préférés dans ses menus. Plus le régime est complexe et moins le diabétique sera compliant. Il faut simplifier le régime autant que possible.

- Peu de diabétiques utilisent l'auto-surveillance. Pourtant cela permet au malade d'avoir un instantané de son équilibre glycémique. Cela peut aider médecin et malade dans le contrôle de la maladie, mais cela permet également au patient de se sentir responsable, de penser que la situation est entre ses mains.

B. Phase II

J'ai, à l'aide des résultats qui viennent d'être présentés, construit un programme éducatif à l'intention des diabétiques non insulino-dépendants suivis par un médecin généraliste. L'approche choisie, qui s'appuie sur la relation privilégiée mise en évidence entre le malade et son médecin généraliste, est basée sur la technique du contrat d'échange entre ces deux interlocuteurs. Elle repose sur l'adoption d'une alimentation équilibrée.

Ce programme se compose de deux fascicules :

1. Un manuel destiné au médecin généraliste qui fait la mise à jour des connaissances sur la mise en oeuvre de l'éducation des diabétiques non insulino-dépendants. Le manuel détaille comment l'approche choisie peut être utilisée en pratique avec la population cible étudiée au cours de la phase I - la population des diabétiques non insulino-dépendants suivis en médecine générale. Le manuel explique en particulier comment établir concrètement un régime équilibré pour un patient donné.

2. Un manuel destiné au malade "*manger bien... bien manger* avec votre diabète non insulino-dépendant". Ce manuel explique les principes d'une alimentation équilibrée et la mise en oeuvre concrète d'un régime adapté au malade. A la fin du manuel, une page spécifique est réservée à la détermination d'un "contrat d'échange" avec le médecin. Dans ce contrat, les objectifs à atteindre sont fixés d'un commun accord entre le malade et son médecin. Le malade dispose également d'une feuille de surveillance lui permettant de suivre l'évolution de son poids et de sa glycémie.

C. Phase III

La phase III est en cours à l'heure actuelle et utilise les matériaux développés pendant la phase II.

IV. IMPLICATIONS DES RECHERCHES

Cette étude nous a permis de :

- développer une méthode pour l'estimation de la prévalence du diabète non insulino-dépendant en France en utilisant les rapports des médecins généralistes
- valider des échelles psychosociales en français
- décrire les modèles de gestion (pattern of management) du DNID par les médecins généralistes en France
- développer un profil des problèmes de compliance chez les DNID
- explorer les associations entre les facteurs psychosociaux et la compliance chez les DNID
- fabriquer un programme éducatif qui peut être utilisé par les médecins généralistes pour améliorer l'état de santé des DNID.

Bibliographie :

1. ASSAL JP, MÜHLHAUSER I, PERNET A, GFELLER R, JORGENS V and BERGER M. Patient education as the basis for diabetes care in clinical practice and research. *Diabetologia* 28 : 602-13, 1985.
2. CLARK NM. Response : the application of theory in asthma self-help programs. *J Allerg Clin Immunol* 72 (5 : 2), 578-80, 1983.
3. GRABER AL, CHRISTMAN BG, ALOGNA MT, DAVIDSON JK. Evaluation of diabetes patient education programs. *Diabetes* 26 : 61-64, 1977.
4. GREEN LW, KREUTER MW, DEEDS SG, PARTRIDE KB. *Health Education Planning : A Diagnostic Approach*. MayField Publishing Company, Palo Alto, 1980.
5. GREEN LW, RIMER B, ELWOOD JW. In *Cancer Epidemiology and Prevention* Ed. Shottenfeld D and Fraumein J Philadelphia, WB Saunders Company, 1980.
6. KEPTON RM, DAVIS WK. Evaluating the costs and benefits of outpatients diabetes education and nutrition counseling. *Diabetes Care*, Vol 9, n° 1, 81-86, 1986.
7. MAZZUCA SA, MOORMAN NH, WHEELER ML, NORTON JA, FINEBERG NS, VINICOR F, COHEN SJ, CLARK CM. The diabetes education study : a controlled trial of the effect of diabetes patient education. *Diabetes Care* 9 (1) : 1-10, 1986.

8. SKYLER JS. Psychological issues in diabetes. *Diabetes Care* 4, 656-57, 1981.
9. *Surgeon General. Healthy people*. US Department of Health, Education and Welfare. Update, 1982.
10. WING RR, EPSTEIN LH, NORWALK MP, KOESKE R and HAGG S. Behavior change, weight loss and physiological improvement in type II diabetic patients. *J Consult Clin Psychol*, 53 : 111-22, 1985.
11. WHO Expert Committee on Diabetes Mellitus, Second Report. World Health Organisation Technical Report Series n° 646, Geneva 1980.

CONNAISSANCES, REPRESENTATIONS SOCIALES ET COMPORTEMENTS : LES LOGIQUES PREVENTIVES

Geneviève PAICHELER

Quels sont les phénomènes psycho-sociaux liés à l'intégration de l'information diffusée dans le cadre des campagnes de prévention, générales ou communautaires, et à l'adoption de nouveaux comportements ? Quels sont les outils conceptuels élaborés dans le cadre de la psychologie sociale qui nous permettent de comprendre ces deux aspects de la démarche de prévention ?

I. INFORMATIONS ET CONNAISSANCES

Ce premier aspect a trait à l'univers des savoirs, l'intégration des informations diverses, la gestion de la connaissance du risque et la confrontation de savoirs naïfs et de savoirs savants. La psychologie sociale, aussi bien que la psychologie didactique, bénéficient d'une tradition de recherches dans ces domaines, qui se réfère respectivement soit à la notion de représentation sociale qui constitue un champ théorique fécond [13, 7, 8, 9], soit aux modalités d'intégration d'informations nouvelles dans des cadres conceptuels pré-existants. Ces modalités ne constituent pas des systèmes d'enregistrement linéaire et passif, susceptibles de cumuler et de conserver des informations, ni des systèmes de mémorisation greffant de nouvelles données à des conceptions préliminaires par un simple processus additif. Les conceptions préliminaires agissent comme des filtres à travers lesquels l'individu interprète les informations nouvelles; elles sont des structures "d'accueil" permettant de les décoder et de les coder, de leur donner un sens, de les organiser. La connaissance de ces conceptions permet de mieux adapter la transmission des informations afin de résoudre le problème de l'inertie des conceptions préliminaires, d'éviter les déformations ou la coexistence de registres de connaissance contradictoires ou incompatibles, donc peu opérationnels [4].

L'intégration de l'information et sa potentialisation pose des problèmes difficiles. Toute nouvelle information introduite dans un système pré-existant remet en jeu son équilibre et sa dynamique. Il existe en psychologie sociale un certain nombre de théories de l'équilibre cognitif. Une des plus heuristiques est celle de la dissonance cognitive [3], parce qu'elle met en évidence des effets paradoxaux et inattendus, confirmés dans de nombreuses expériences. Ces effets ont trait aussi bien à la gestion de co-existence d'éléments de connaissance contradictoires et à celle de la contradiction entre conduites et connaissances. Plus il y a incongruence entre les éléments dont le sujet a connaissance, plus celui-ci a tendance à changer son système cognitif et surtout à agir en conséquence. Si un individu est contraint d'adopter un comportement en contradiction avec ses options, il aura tendance à rétablir un équilibre entre celles-ci et sa conduite[1]. Cette théorie remet radicalement en question les modèles comportementaux (plus un comportement est récompensé, plus il s'installe et persiste) et ceux de la rationalité de l'individu (maximisation des gains, minimisation des pertes), qui sont à la base du *Health Belief Model* par exemple. On pourrait aussi envisager un modèle de la restructuration cognitive en présence d'éléments nouveaux en termes de théorie des catastrophes : à un point donné il suffirait d'un tout petit élément supplémentaire pour bouleverser totalement le système de connaissances et d'actions.

Chaque information ponctuelle doit être située dans la globalité des informations existant à un moment donné. Cet ensemble constitue un univers cognitif et sémantique de référence, lui aussi sujet à des équilibrages délicats. Avant que l'individu ne mette de l'ordre dans son univers cognitif, il lui faut organiser, trier les informations disponibles qui, elles-mêmes, manquent de cohérence.

---

1 La théorie de la "soumission librement consentie" de Beauvois et Joulé (1981, 1986, 1988) [1, 2, 10] et de l'engagement dans l'action, qui a été appliquée avec un certain succès dans le cadre de l'abandon de la consommation tabagique, est à situer dans le prolongement des travaux de Festinger

Il faut situer l'outil conceptuel qu'est la notion de représentation sociale, à la fois grille de décodage et d'interprétation de la réalité et prédisposition à l'action à l'interface entre intégration d'information et conduites.

II. LOGIQUES PREVENTIVES ET COMPORTEMENTS

Il s'agit ici de cerner les raisons, les rationalisations, les motivations du changement ou des résistances au changement individuel et collectif, les logiques préventives à l'oeuvre, ainsi que les normes qui se mettent en place à cet égard dans les groupes d'appartenance ou de référence. Se référer à des "logiques préventives", c'est se référer à un ensemble de prémisses, d'hypothèses et/ou de prédiction, de raisonnement et d'argumentation et de conséquences sur le plan de l'action. Ces logiques peuvent procéder de plusieurs registres (magique, concret, opératoire, formel...). De plus, ceux-ci ne sont pas exclusifs : des logiques différentes peuvent coexister, soit indépendamment, soit en relation les unes avec les autres.

Ces logiques ne sont pas uniquement intrasubjectives. Elles se construisent dans l'interaction. Depuis les travaux déjà anciens de K. Lewin (1947) [11], nous savons à quel point les comportements ancrés profondément dans une tradition sociale et culturelle, dans des normes sociales, sont difficiles à modifier au seul niveau de l'individu et par le seul biais de l'apport d'une information unilatérale. C'est dans un contexte interactif que l'apport d'information peut produire un changement individuel par le biais de l'implication dans une action collective et d'un changement normatif [12]. Les groupes sont un relais pour l'information et un vecteur pour le changement.

Un résultat revient avec constance dans les études d'éducation pour la santé et de prévention : ce sont les classes les plus éduquées, les plus informées qui ont le plus tendance, et le plus vite, à adopter un comportement préventif. Même si l'on peut avancer des facteurs explicatifs liés aux valeurs dominantes de ces classes : horizon temporel permettant la projection dans un avenir plus lointain et la prévision, autonomie, responsabilité (Cf. la notion de *locus of control*), confiance dans la science, le progrès, la connaissance, sa propre perfectibilité, cette donnée solide laisse à penser que l'aspect cognitif influe sur le plan du changement des comportements. Mais il faut de plus supposer qu'il est en synergie avec d'autres aspects psychosociaux, affectifs, normatifs, de groupe... Peut-être est-ce par le biais d'une analyse dynamique prenant en compte tous ces aspects que nous pourrons comprendre le passage de la réception passive d'information à la prise de conscience individuelle et collective et à l'action. Or, dans ce domaine, on dispose surtout d'éléments de connaissances atomisés, éclatés, dont l'agrégation donne une image figée.

Par exemple, la gestion du risque d'infection par le VIH a pour particularité qu'elle cadre mal avec les modèles individualistes, rationalistes et fonctionnalistes de gestion du risque par la maîtrise du comportement propre. Ces modèles sont inopérants lorsqu'il s'agit autant de gérer son propre comportement que le comportement de l'autre, de se protéger soi-même en impliquant autrui. Nous sommes ici dans une situation différente de celle du tabagisme. La décision d'arrêter de fumer concerne au premier chef l'individu lui-même, de même que c'est surtout lui qui est visé par les risques inhérents au tabagisme. Par contre, dans le cas du sida, toute décision, préventive ou non, engage autrui, est éventuellement préjudiciable à autrui aussi bien qu'à soi-même, se négocie, ou ne peut se négocier, avec autrui.

Ainsi, la majeure partie des actions préventives s'appuient sur des modifications de comportement individuel[2]. Dans ce cas, elles utilisent, à tort ou à raison, les facteurs de rationalité du sujet : autonomie, estime de soi, responsabilité, prévoyance, gestion du temps, autant de facteurs inégalement partagés dans la population, que des actions de groupes-relais contribuent à renforcer. De fait, l'individu est conçu comme agissant seul, et gérant seul l'harmonie ou la dissonance entre sa prise de conscience et son comportement. Dans le cas des comportements préventifs liés à l'évitement du sida, pour poursuivre dans cet exemple, dans la plupart des cas, la gestion de la modification du comportement ne peut se faire seul. Le sujet n'est pas seul à décider, il n'est pas autonome et de ce fait l'application à son action éventuelle de modèles préventifs dont un des éléments de base est l'autonomie ne peut se faire. Il doit à la fois gérer son comportement, gérer la relation à l'autre et, en cas de conflit plus ou moins larvé, gérer le désaccord et/ou le comportement du partenaire actuel ou éventuel. La prévention, et la mesure de son efficacité, doit donc être envisagée dans un cadre interactif et normatif en précisant les vecteurs de cette interaction.

---

2 La conception de la prévention en termes de "comportements individuels" porte en elle-même l'atomisation, la séparation de l'individu et de son milieu, de son insertion sociale. C'est pourquoi la notion de "styles de vie" paraît moins réductrice et se réfère au contexte culturel dans lequel les comportements s'inscrivent ou non (Cf. l'étude de Castelain sur les "manières de vivre, manières de boire" et celle de F. Benslama sur la prévention de la syphilis dans l'Algérie coloniale, auprès de communautés où les notions de risque et de maîtrise individuelle sont absentes)

Bibliographie :

1. BEAUVOIS JL, JOULE RV. *Soumission et idéologies*. Paris, PUF, 1981
2. BEAUVOIS JL, JOULE RV. La psychologie de la soumission. *La recherche*, 19, 202, Septembre 1988, 1050-1057
3. FESTINGER L. *A theory of cognitive dissonance*. Evanston, III, Row, Peterson, 1957
4. GIORDAN A., De VECCHI G. *Les origines du savoir : des conceptions des apprenants aux concepts scientifiques*. Neufchâtel, Paris, Delachaux et Niestlé, 1987
5. GRIZE JB. Logique naturelle et représentation sociale. JODELET D. *Les représentations sociales*. Paris, PUF, 1989, 152-68
6. HERZLICH C. *Santé et maladie. Analyse d'une représentation sociale*. Paris, Mouton , 1969
7. HERZLICH C. La représentation sociale. S. MOSCOVICI éd. *Introduction à la psychologie sociale*. Vol 1, Paris, Larousse, 1972
8. JODELET D. *Les représentations sociales*. Paris, PUF, 1989
9. JODELET D. *Folies et représentations sociales*. Paris, PUF, 1989
10. JOULE RV, BEAUVOIS JL. *Petit traité de manipulation à l'usage des honnêtes gens*. Grenoble, PUG, 1987
11. LEWIN K. Group Decisions and Social Change. SWANSON E., NEWCOMB T. et HARTLEY L. Eds. *Readings in social psychology*. New York, Holt, Rinehart and Winston, 1947
12. PAICHELER G. *Psychologie des influences sociales*. Neuchâtel. Paris, Delachaux et Niestlé, 1985
13. MOSCOVICI S. *La psychanalyse, son image, son public*. Paris, PUF, 1961
14. WINDISCH U. *Pensée sociale, langage en usage et logiques autres*. Lausanne. L'âge d'Homme, 1982
15. WINDISCH U. et al. *Le raisonnement et le parler quotidien*. Lausanne, L'âge d'Homme, 1985

PREVENTION ET COMPORTEMENTS : CHANGER LES USAGERS OU LES DECIDEURS ?

Jean-Pierre DESCHAMPS

L'alternative n'est pas nouvelle. Depuis deux siècles au moins, la prévention fait se succéder, ou coexister, les actions visant à former ou changer les comportements individuels et les mesures ayant pour but de "protéger" les individus en améliorant la sécurité de leur environnement.

D'un côté Villerme [8], par exemple, décrit avec minutie les inégalités sociales de santé, mais il les attribue à la dépravation des moeurs des ouvriers, et derrière lui la seconde moitié du 19ème siècle et le début du 20ème verront se multiplier les essais de "moralisation de la classe ouvrière" afin de lutter contre l'alcoolisme, les maladies sexuellement transmises et les maux qui leur étaient liées, la tuberculose, la mortalité infantile...

De l'autre côté, les "médecins hygiénistes", s'ils n'omettent pas d'inciter la population au respect des règles qu'ils édictent, se préoccupent surtout de l'hygiène publique et militent pour l'assainissement, le traitement des eaux d'adduction, l'épuration des eaux usées et l'évacuation des déchets, la salubrité des habitations.

Depuis quelques décennies, l'affaire paraît entendue. Les médecins, dans leur grande majorité, se sont désintéressés de l'hygiène, et ceux qui ont continué à en porter le flambeau sentent le mépris non dissimulé de leurs confrères. La part de la "prévention sanitaire collective" dans la dépense nationale de santé stagne à un niveau affligeant (0,3 à 0,5 %), et encore inclut-elle les sommes dévolues à l'éducation pour la santé... considérée comme moyen de changer les comportements individuels. S. Karsenty [4] en analysait, il y a quelques années, les raisons essentielles :

- "au delà d'un certain niveau collectif de santé physique et mentale requis par l'univers de la production, le patronat s'est désintéressé des progrès sanitaires généraux de la population"
- pour la majeure partie de la population, l'objectif essentiel a été l'accès aux soins curatifs
- les professionnels de santé, non associés aux actions de prévention primaire, n'étaient pas motivés à les soutenir
- si les maladies contagieuses appelaient nécessairement des actions de type collectif, les grands problèmes de santé actuels interpellent surtout l'individu et son mode de vie.

"Ainsi la dépérissement des actions publiques de prévention, écrit S. Karsenty, trouve-t-il en partie son origine dans la moins grande évidence de la nécessaire part de l'action collective par rapport à celle des individus qu'il s'agit de protéger".

L'usager va donc devoir être convaincu qu'il est responsable de sa santé (... et donc de sa maladie), que sa santé dépend aussi de lui, qu'elle est son affaire avant d'être celle de l'Etat ou des collectivités. Il va donc falloir l'informer, lui permettre de choisir son mode de vie en toute connaissance de cause, en posant implicitement pour principe qu'il est libre de ses choix. On a suffisamment dit les erreurs et les excès de telles pratiques de prévention, souvent infantilisantes plus que responsabilisantes, donnant un vernis de savoir médical vulgarisé plutôt qu'une appropriation de connaissances adaptées, "blâmant les victimes", et surprises à vouloir faire adopter aux pauvres les bonnes manières des riches [2].

En 1984 encore, Gilbert Renaud, à Montréal, pouvait s'interroger : "la prévention ne constituerait-elle pas, en définitive, une forme achevée de contrôle social ?" [6]. Il s'inquiétait, plus loin, de ce que "parce qu'elle relève du dispositif étatico-rationnel de la domestication des passions humaines et de gestion sociale, la prévention nourrit une destruction des régulations spontanées de la vie communautaire" [7].

Voilà de bien acerbes critiques, en partie justifiées sans doute, mais s'adressant plutôt à certains types de prévention, peut-être assez proches des tentatives de "moralisation de la classe ouvrière", et ne représentant qu'une partie des actions d'éducation pour la santé, beaucoup d'autres étant plus soucieuses d'une véritable "promotion de la santé".

Promotion de la santé ? Le vocable est nouveau, popularisé par l'OMS dans les années 80, introduit officiellement dans la politique de santé française en 1982. Et de nouveau, le concept hésite à trouver sa définition. "Pour certains, elle reste très proche de la prévention, portant l'action sur les principales causes de mortalité et leurs facteurs de risques, en y adjoignant plus ou moins d'action sur les comportements, en terme de responsabilité individuelle. Pour d'autres, elle met en cause lourdement l'environnement, le milieu de travail, le logement et les responsabilités collectives (...)" [5]. Certains opposent curieusement la "promotion", basée sur le changement actif des comportements individuels, et la "protection", faisant bénéficier passivement l'individu des mesures collectives de contrôle de l'environnement.

Ne peut-on aujourd'hui mettre fin à ce perpétuel balancement entre la modification des comportements individuels et l'amélioration de l'environnement ?

Changer les comportements des individus n'est pas une démarche si individuelle qu'il ne paraît. D'abord parce que ces comportements sont bien des comportements sociaux, ancrés dans une culture, dans des circuits économiques, où l'usager n'a pas de part individuelle. Celui-ci apparaît de plus en plus comme victime de pressions qu'exercent sur lui des groupements d'intérêt divers (les médias, les groupes économiques...), plutôt que comme le décideur de choix de vie, qu'il serait licite et réaliste de lui demander de modifier au nom de sa santé. Un tel processus aboutit à une situation ingérable pour les usagers, ajoutant des pressions "sanitaires" aux pressions économiques, alors même que ces dernières récupèrent très rapidement, de façon plus ou moins sincère, les messages de santé diffusés. Les édulcorants, les aliments allégés, les aliments enrichis en fibres répondent, pour partie, aux injonctions de l'éducation nutritionnelle d'il y a une dizaine d'années... mais de telle façon qu'il faut aujourd'hui mettre en garde les usagers contre leur usage excessif, alors que dans le même temps, pour des raisons plus liées à la valorisation du corps qu'à la santé, ils les ont intégrés à leur mode de consommation. Quels comportements veut-on changer ? Ne faudrait-il pas plutôt permettre l'acquisition d'une "culture de la santé" [1], de la capacité à critiquer les messages reçus, à décoder les pressions exercées, à trouver et utiliser l'information, à utiliser à fond les possibilités du citoyen dans une nation démocratique ? C'est bien d'"éducation" qu'il s'agit, et aussi, à terme, de "santé". Mais on est loin ici de la dangereuse manie de vouloir faire changer les comportements d'individus, au mépris du réalisme et, surtout, des exigences de l'éthique. Certes une éducation pour la santé productrice exclusive de messages de changements de comportements apporterait, pour de longues années, du travail aux éducateurs de santé, comme le rocher en a apporté à Sisyphe...

Changer l'environnement apparaît en contrepoint des changements de comportement. Ici on ne demande pas à l'individu de prendre une décision quant à son mode de vie. La collectivité décide de modifier un ou plusieurs éléments du mode de vie : la façon de construire les voitures, le prix de l'alcool ou du tabac, l'adjonction d'iode ou de fluor dans le sel de cuisine, la sécurité des postes de travail, les normes de fabrication industrielle des aliments, le conditionnement des médicaments, etc.

La collectivité ? Quelle collectivité ? On pense d'abord aux pouvoirs publics, au législateur, aux "décideurs". Voilà au moins un processus où les usagers, passifs, n'ont pas à s'impliquer dans des choix qui les dépassent ! Voire... Les mesures récentes sur les prix et la publicité à l'égard du tabac et de l'alcool ont bénéficié du soutien évident de "l'opinion publique" cependant que des politiques égarés menaient des combats d'arrière-garde. Marc Danzon fait justement remarquer que ce soutien populaire est sans doute un effet d'une éducation pour la santé amenant la population à se mobiliser pour modifier des situations sociales ou économiques dangereuses alors qu'"on peut se demander si les représentants du peuple, soit ne mesurent pas bien l'enjeu du problème, soit privilégient le profit et l'électoralisme au profit de la santé" [1].

Le processus de participation populaire -on préférerait dire "communautaire"- est encore plus évident lorsque le niveau décisionnel est local, concernant par exemple la sécurité au travail, la sécurité des logements ou celle de la circulation routière dans un quartier. Il s'agit bien d'une action d'éducation pour la santé, qui amène les gens à s'organiser pour identifier et obtenir la réponse à un problème dont ils ont pris conscience et qu'ils ont analysé.

Point ici d'hypocrisie qui viserait à conseiller des armoires à médicaments fermant à clef à des familles vivant dans des logements mal conçus, où le rangement sécuritaire des produits d'entretien n'a pas été prévu. Ou à apprendre aux jeunes enfants à maîtriser, au delà de leurs capacités psycho-motrices, la jungle d'une circulation locale améliorable par quelques mesures simples d'urbanisme. L'exposition d'une "maison géante" dans une salle des fêtes ou l'usage de voiturettes à pédale dans une cour de maternelle transformée en mini-circuit routier prennent le problème à l'envers (au fait, a-t-on jamais évalué ces procédures ?).

Il faut d'abord améliorer l'environnement, rendre le cadre de vie plus sûr, imposer aux industriels des normes de fabrication conformes aux recommandations scientifiques.

Après, mais après seulement, on pourra demander aux gens de changer leurs comportements. Mais peut-être cela ne sera-t-il plus nécessaire...

Changer les comportements, changer l'environnement : activité conférée à l'individu d'un côté, passivité de l'autre ? En fait, il est faux de parler là d'activité (l'usager pouvant modifier ses comportements de façon involontaire, bien mis en condition par une information calquée sur la publicité), et ici de passivité (les usagers ont un rôle de plus en plus évident dans la prise en compte des problèmes d'environnement et dans leur gestion).

La véritable promotion de la santé est bien caractérisée par la définition qu'en 1982, le groupe de travail réuni autour de Pr Roux donnait de la prévention [3] :

"- assurer l'intégrité physique, mentale, et développer les capacités vitales de chaque personne (créativité, désir, plaisir, rapport actif avec l'environnement) ;

- réduire les menaces que font poser sur la personne ses environnements physique, psychologique et social, et maintenir les contradictions à un niveau tel qu'elle puisse les gérer sans diminuer ses capacités vitales, ce qui implique une dynamique sociale qui renforce les possibilités de chaque personne".

Ici (pour la première fois ?) on ne parle pas de changer les comportements. Et l'on considère à la fois l'amélioration de l'environnement comme une tâche sociale ("réduire les menaces...") et comme une aptitude à conférer à chaque personne.

Et si l'éducation pour la santé oubliait, elle aussi, de vouloir changer les comportements ? Si l'action sur l'environnement était plus participative ? (au lieu d'apprendre aux enfants des maternelles les règles de la circulation routière avec des autos à pédales, on les amènerait à identifier les secteurs dangereux de leur quartier, et à intervenir auprès des responsables...). Et si toute action destinée aux individus était systématiquement précédée, ou accompagnée, des prises de décision améliorant l'environnement dans les domaines correspondants, dès lors que ces décisions relèvent des pouvoirs publics ?

Ne faut-il pas finalement, en priorité, essayer de changer les comportements des décideurs ? Le reste suivra sans doute, mais il faut au départ une volonté politique. L'un des enjeux fondamentaux de la prévention pour les années à venir, l'écologie, ne pourra pas être abordé autrement.

Bibliographie :

1. DANZON M. Entretien sur "médias, santé et information". *Agora* 1990; 16: 87-97
2. DESCHAMPS JP. Porter un regard nouveau sur l'éducation pour la santé. *Rev Prat* 1984; 34(11): 485-97
3. GREMY F, PISSARRO B, DESTANNE DE BERNIS G. *Propositions pour une politique de prévention*. Paris: La Documentation Française, 1982; 2 vol.
4. KARSENTY S. L'usager, consommateur ou action de la prévention ? In : *La prévention sanitaire en France. Rev Droit Sanit et Social* 1983; 19 (2): 482-92
5. PISSARRO B. De la prévention à la promotion de la santé. *Med Soc Prev* 1985; 30: 113-18
6. RENAUD G. La prévention, entre le contrôle et l'autogestion ; éditorial. *Rev Int Action Communautaire* 1984; 11(51): 3-5
7. RENAUD G. Les "progrès de la prévention". *Rev Int Action Communautaire* 1984; 11(51): 35-44
8. VILLERME LR. *Etat physique et moral des ouvriers*. UGE 10/18, n° 582

LA PAROLE,
MOYEN ET LIMITE DE LA PREVENTION

Norbert BON, Monique BON

"J'opérais sur (une table) pendant que sur l'autre, on endormait un second patient".
G. DUHAMEL, cité par "Le Petit Robert" à la définition du mot "patient".
"Elle parle, se parle. J'écoute attentivement un monologue incohérent, sans importance quant à moi. J'écoute sa mémoire se mettre en marche, s'appréhender des formes creuses qu'elle juxtapose les unes aux autres dans un jeu aux règles perdues".
M. DURAS. Le ravissement de Lol. V. Stein.

I. LA PAROLE AUX PATIENTS

Convenons-en : la maîtrise de la relation médecin-malade est à juste titre l'affaire du médecin, aussi longtemps qu'elle s'instaure sur les termes qui l'ont constituée : une réponse scientifique et technique à une souffrance identifiable comme maladie. Elle suppose la mise hors circuit, aussi rapidement que possible, de la subjectivité du patient.

L'intervention chirurgicale sous anesthésie en constitue un exemple sans doute radical mais suffisamment représentatif pour illustrer dans le "Petit Robert" la définition du mot "patient".

Dans le contexte de la prévention, et plus précisément celui des "examens de santé" où l'on va au-devant d'un consultant qui n'exprime en général aucune souffrance ou tout au plus un mal-être indéfinissable, il nous paraît évident que l'application d'un tel modèle est erronée, sauf à considérer toute personne comme un futur malade qui s'ignore ! Ce que fait implicitement la prévention lorsqu'elle substitue au symptôme perçu par le patient des indicateurs de risque détectés par des examens sophistiqués. Où l'impasse faite d'entrée sur la demande du consultant ne manque pas de réapparaître, dès le temps suivant, avec cette difficulté extrême à obtenir de lui qu'il change ses comportements nuisibles pour sa santé dès lors qu'il n'en a pas d'abord éprouvé, dans sa subjectivité, la nécessité.

C'est au même obstacle que s'était heurtée l'Education Sanitaire [4] en transposant un modèle relativement opérant dans la lutte contre les maladies transmissibles (enseignement, par un spécialiste à un ignorant, de savoirs lui permettant de se garder d'une contagion perceptible autour de lui) à des domaines de la vie quotidienne (alimentation, sommeil, mode de vie...) où c'est la référence à la norme du groupe qui prend force de vérité.

Nous avons été ainsi amenés à faire valoir que le consultant était, lui, guidé par ses propres normes, ses propres croyances et ses propres savoirs dans le domaine de la santé et que c'est à partir d'eux que pouvait s'articuler un éventuel changement qui ne soit pas une normalisation. En tout cas, leur étude s'imposait.

Une analyse de la bibliographie montrait qu'à partir des années 70, nombreux étaient les auteurs (médecins, économistes, sociologues) qui, constatant le phénomène de l'auto-médication, le développement des "médicaments grand public", l'essor des médecines dites parallèles, douces ou alternatives, s'étaient ingéniés à décrire les consommations médicales "en faisant parler" qui les pharmacies familiales, qui les sacs à mains, en interrogeant les pharmaciens ou les fichiers de remboursement à la Sécurité sociale.

Pour notre part, c'est aux consultants eux-mêmes que nous souhaitions donner la parole. Nous avons initié cette entreprise sous les auspices de la psychologie "objective" par une approche située dans le champ des représentations [1], en tentant de mettre en évidence celles qui concernaient les médecins, la médecine, les médicaments.

Une analyse factorielle des correspondances sur un millier de questionnaires devait faire apparaître les principaux facteurs en jeu dans les représentations et notamment, au-delà d'une attitude "de base" de confiance ou de défiance à l'égard du médecin, l'importance du rapport du sujet à sa propre histoire, ici médicale.

En outre, chez les consultants jeunes et les plus cultivés, une attitude de contestation envers les médecins, et plus spécialement en raison de leur défaillance sur le plan relationnel, allait de pair avec une confiance dans le médicament volontiers acheté directement chez le pharmacien.

Et il apparaissait qu'avec la réponse quasi-automatique en termes de prescription et le recours généralisé aux techniques spécialisées et aux examens complémentaires, le médecin contribuait à promouvoir une scientificité qui le dépasse et dont il est dépossédé, en même temps qu'elle crée chez les patients le sentiment d'une médecine inhumaine, incapable de les prendre en compte comme individus et d'accueillir leurs difficultés psychologiques.

Instructif sans doute, mais ce n'était encore là que "prêter la parole aux patients". Et puisqu'une partie de la population entendait dire son mot sur la manière dont on traite sa santé, il nous a semblé que les examens de santé, indépendants des avatars médicaux des individus comme des structures de soins, libérés de la notion d'urgence comme de l'emprise des relations pré-établies avec le médecin habituel, pouvaient offrir cette possibilité d'un temps pour parler et d'un lieu d'écoute.

D'où notre tentative de "laisser la parole aux patients" et de leur permettre d'exprimer ces conceptions, croyances et stratégies médicales implicites ou explicites qui régissent leurs comportements, non seulement à l'égard du médecin et de la prescription médicale, mais plus généralement à l'égard de leur santé dans la vie quotidienne.

Une série de 75 entretiens individuels centrés sur la santé devait nous amener à cette constatation : demandez aux gens de parler de leur santé, ils vous parlent de leur vie.

Sans doute, ils évoquent des maladies, des organes, des pratiques médicales, des "recettes de bonne-femme", mais aussi l'alimentation, le tabac, le sport... dont ils n'ignorent pas les effets sur la santé, connaissances cependant insuffisantes pour en modifier leurs pratiques. Et c'est très vite à nouer ces questions à leur propre vie et à leur histoire qu'ils en viennent. Et ils parlent de l'importance du moral, de l'ambiance familiale, du travail, ils évoquent, pour expliquer leurs pratiques et leurs conceptions, les conditions de leur enfance : un grand-père pharmacien, une mère asthmatique, un père alcoolique...; ils comparent avec les pratiques d'autrefois, critiques ou nostalgiques, et sont ainsi souvent amenés à se resituer dans le temps qui passe. Et si au début la santé c'est la vie, c'est aussi en contrepoint la mort : la maladie des parents, la vieillesse, la crainte d'une maladie future, les inquiétudes pour l'avenir, pour ceux qu'on laissera derrière soi...

Laisser dire, soit ! Mais que faire de cette parole où, dès lors qu'on la laisse se déployer, au-delà d'un recensement informatif dans une perspective purement investigatrice, c'est à la question du rapport de la personne à son existence que l'on a affaire et qui vient au premier plan dans sa manière de dire les choses, dans le style de son discours ?

D'où la recherche où nous nous sommes engagés d'une formalisation des discours sur la santé qui permettrait d'approcher quelque chose de la position du sujet selon un repérage opérant.

Comment donc "retourner la parole aux patients" ? [2]

Pour notre part, dans une perspective psychanalytique, nous en sommes venus à traiter le discours comme l'expression de la place du sujet par rapport à sa propre réalité, synchronique et diachronique, et en l'occurrence de santé, sans chercher à en établir l'exactitude considérée du point de vue du système médical, voire psychologique, de décodage de cette réalité.

Plus d'une décennie d'expérience des examens de santé nous a suffisamment appris que mettre en comparaison les paramètres de santé d'un consultant, dont on ne sait pas au juste quelle est sa demande, avec des normes biologiques, médicales, psychologiques... est, sinon nuisible, en général inopérant qu'elles qu'en soient les modalités : appel à la raison, séduction, voire cynisme, menace...

Il ressort de l'expérience de la psychanalyse que cette position du sujet est susceptible de varier dans certaines conditions, variation s'attestant d'un changement de discours et s'accompagnant de changements tangibles dans les comportements.

D'où l'orientation de notre recherche vers un repérage et une formalisation des différents discours et des possibilités de passage des uns aux autres. Le travail mené par J. Lacan pendant toute l'année de son séminaire "L'envers de la psychanalyse" [5] et repris par J. Clavreul pour analyser le discours médical [3] devait nous en fournir le fil conducteur... pour nous conduire à cette aporie d'une opposition de structure radicale entre le discours médical et le discours psychanalytique. Ici se pose pour des analystes la question de la possibilité d'une prise en compte, aussi ponctuelle et limitée soit-elle, du désir du sujet dans le cadre d'un examen de santé : on ne convoque pas l'inconscient, un entretien avec un psychanalyste ne saurait être décidé comme une intervention spécialisée parmi d'autres à partir d'indicateurs fondés sur un savoir médical ou psychologique, mais ne peut procéder que de la demande même des consultants dès lors que la possibilité en est portée à leur connaissance.

On imagine aisément que la coexistence ne va pas de soi, avec le discours médical mais aussi tous autres qui procèdent, non pas d'une éthique du désir mais, aux antipodes, d'une morale de l'intérêt individuel ou collectif.

En renversant le rapport au patient pour se placer non en détenteur d'un savoir sur lui, pour son bien, mais au contraire, comme support, momentané et à terme jetable, d'un questionnement du patient sur lui-même, entrepris de son propre chef et dont les clefs résident dans sa propre parole, le psychanalyste inaugure un discours en rupture avec le discours du médecin mais aussi bien du psychologue ou de l'éducateur.

Il résulte de cette position un inconfort caractérisé que les conditions de la cure, qui abritent relativement le psychanalyste des sollicitudes de ses contemporains, ont pour effet de limiter, tandis qu'à vouloir la tenir dans les institutions on n'est pas sans susciter sentiments de persécution et mesures de rétorsion tant l'affirmation de J. Lacan reste vraie : "Ne vous attendez donc à rien d'autre de plus subversif en mon discours que de ne pas prétendre à la solution" [op. cit].

II. ACTUALITE DU SUJET

"Il serait à souhaiter Agathon, que la sagesse fut quelque chose qui pût couler d'un homme qui en est plein dans un homme qui en est vide par l'effet d'un contact mutuel, comme l'eau passe par l'intermédiaire d'un morceau de laine de la coupe pleine dans la coupe vide".

Sans nous arrêter davantage sur la teneur homosexuelle de ce propos que Platon prête à Socrate dans le Banquet [6, p. 35], nous voudrions faire remarquer que nous avons là, présenté comme un idéal, une conception qui n'est pas loin de celle qui a longtemps prévalu chez les acteurs de "l'éducation sanitaire", voire qui est encore largement présente : cette idée qu'il n'y aurait qu'à transmettre, transvaser, un savoir, de quelqu'un qui le possède à quelqu'un qui est ignorant, pour que ce dernier devienne "sage".

Socrate, quant à lui, s'exprime ici sur le mode du souhait. Il sait très bien que dans la vie il n'en va pas aussi aisément : il le sait d'expérience, lui qui a dû, pour transmettre sa sagesse, recourir à une méthode qui consiste, à l'inverse, à amener "l'ignorant" à redécouvrir, réinventer lui-même ce qu'il n'est pas sans savoir, d'une certaine façon.

Et nous qui avons l'expérience de plus de 15 ans d'examen de santé savons bien aussi quelle difficulté il y a à "faire passer", chez ceux qui présentent ce que nous appelons des facteurs de risque, ces messages sanitaires apparemment simples : renoncer à fumer, boire modérément, manger moins gras, dormir plus, se détendre, faire du sport... apparemment simples mais qui équivalent à rien moins qu'à leur demander d'aller à l'encontre de leurs penchants, de leur histoire, de leur éducation, de leurs valeurs, de secouer leur système relationnel et leurs contraintes matérielles, de reconsidérer leur rapport à l'existence, bref de changer leur vie !

Alors posons-nous la question : qui pourrait arriver ainsi à un tel résultat parce qu'un médecin ou un autre professionnel de santé, souvent pas plus avancé que lui dans la mise en pratique de ses propres conseils, le lui aurait demandé ?

En voici un exemple édifiant tiré d'un article du Canard Enchaîné du 27.6.90 qui rapporte l'analyse expresse de Bernard Tapie par "le psychanalyste de service de Libération" Gérard Miller : "Eh bien de l'existence de Bernard Tapie, dont je ne connais que ce qu'il donne à voir, je dirais que m'a épaté d'emblée le rapport qu'elle entretenait avec le manque de l'Autre. Ce qui le met en branle, ce qui le dynamise, ce qui fait de lui un sujet à proprement parler désirant, c'est la rencontre avec un Autre qui a failli. Ne voulant rien savoir de la castration à laquelle il est alors confronté, il s'enorgueillit de l'annuler. Son narcissisme se renfonce de ces rencontres à répétition avec des objets en déclin, qu'à peine requinqués, sa libido déserte. Il n'aime Wonder qu'éteinte".

Eclairant, n'est-ce pas ? Comment et pourquoi cet homme se sortirait-il de ce rapport à l'existence où pourtant manifestement il s'use ?

Plus sérieusement notre question est : comment permettre à des gens qui le souhaitent, parce qu'ils souffrent, parce que ça ne peut plus durer, de reconsidérer leur existence ?

L'examen de santé pourrait fort bien en être le lieu et l'occasion, pour ceux qui le demandent : ce qui suppose, puisqu'à priori ils ne sont pas demandeurs -ils sont demandés, ils sont invités à passer cet examen- ce qui suppose donc un retournement : un dispositif d'écoute qui place le patient, ou le consultant ainsi que nous le nommons, le "prévenu" pourrait-on dire, non plus comme objet de la prévention mais comme sujet, un dispositif qui le fasse passer de prévenu à prévenant.

Or lorsque l'on met en place un tel dispositif, il arrive ce qui doit arriver : voici que le prévenant se met à déverser le vide de sa coupe dans la nôtre qui est déjà trop pleine; nous voulons dire qu'alors on s'aperçoit que l'on n'a pas les oreilles, ou qu'elles sont bouchées, ou qu'elles débouchent directement sur nos tripes, ou sur nos propres incertitudes, nos propres angoisses - autrement dit que prêter ainsi son oreille n'est pas sans effet en retour sur celui qui écoute : effets auxquels il vaut mieux s'être préparé par un travail personnel.

Ecoute donc difficile à tenir mais également de destination ambiguë puisqu'elle a pour résultat, en fin de compte, de faire apparaître que le sujet est divisé, partagé, qu'il ne sait pas ce qu'il veut, qu'il est dans le plus grand embarras devant ses choix.

Par exemple, pour continuer dans les références d'actualité, ce gros titre que l'Est Républicain du 27.6.90 met à sa une, tout-à-fait par coïncidence avec notre propos : "Respirer ou fumer il faut choisir". Eh bien précisément là est la difficulté : ce que voudrait le fumeur, c'est ne pas avoir à choisir, il voudrait respirer et fumer ! Si bien que s'il faut vraiment choisir, il préfère souvent qu'on le lui impose (confère l'interdiction de fumer sur les vols d'Air Inter) : il est plus facile de se plier, même de mauvais gré, à une interdiction que d'assumer son propre choix. Il y a sans doute là une réflexion à mener sur la fonction de l'interdiction, en alternative, ou, peut-être, plutôt, en butée à l'éducation, notamment collective. C'est qu'en effet, individuellement, il faut tout un travail pour choisir selon son désir (pas selon son caprice, selon son désir) et non selon les normes sociales, la pression de l'entourage, les nécessités matérielles... travail qui ne peut se faire - ou s'engager dans le cas présent - que si nous, "préveneurs", ne sommes pas identifiés à une fonction de normalisation, c'est-à-dire si nous admettons comme une éventualité que le "prévenu" puisse y compris choisir, en connaissance de cause, de persister, pour des raisons qui lui sont propres, dans des conduites qui le mènent, prématurément, à sa perte.

Bibliographie :

1. BON N, BON M, COLLIN JF, DESCHAMPS JP, GUEGUEN R. *Recherche sur les attitudes à l'égard des médicaments et de la prescription médicale*. Rapport Centre de médecine préventive, 1982
2. BON N, BON M. La parole aux patients In "Penser avec l'institution". *Cah ANREP* 1990, 6 : 23-36
3. CLAVREUL J. *L'ordre médical*. Paris, Seuil, 1978, 284 p.
4. DESCHAMPS JP. Porter un regard nouveau sur l'éducation pour la santé. *Rev Prat*, 1984, 34 (11) : 485-97
5. LACAN J. *L'envers de la psychanalyse*. Séminaire 1969-70. Document personnel
6. PLATON. *Le banquet*. Paris, Garnier-Flammarion, 1964, 187 p.

SOLIDARITE, COMMUNAUTE PORTUAIRE ET PREVENTION

L'exemple d'un comité anti-alcoolique chez les dockers du Havre

Jean-Pierre CASTELAIN

Jusqu'au début des années soixante, la consommation codifiée et publique de l'alcool pouvait être analysée comme un support de l'appartenance à la communauté des dockers, de sa cohésion; elle contribuait à l'affirmation de son existence dans un environnement social et économique la marginalisant. Pour les dockers, l'alcoolisme, même conçu comme maladie, n'avait aucun sens, sinon la volonté des bourgeois de les réduire en leur imposant des manières de vivre qu'ils refusaient. Le *picton*, l'ivrogne, alors, n'était pas un malade mais celui qui, ne se satisfaisant plus des codes et des rituels du groupe, rompait avec les règles de solidarité et d'échange de la communauté qui, à son tour, l'excluait : sa mort sociale précédait sa mort physique.

A cette époque, où l'essentiel du chargement et du déchargement des navires s'effectuait par portage, a succédé celle des conteneurs modifiant profondément l'organisation collective des bordées, des équipes, au profit d'un travail plus individualisé et plus spécialisé dans sa technique, nécessitant une vigilance accrue, tandis qu'à la même période la rénovation et l'expansion urbaine et portuaire amorçaient l'éclatement de l'habitat groupé et le relogement en HLM des dockers qui, jusqu'alors, vivaient dans des maisonnettes qu'ils avaient souvent eux-mêmes construites, modifiant ainsi radicalement leurs rapports à l'espace et aux autres. Ces changements subis de l'organisation du travail et du mode de vie ont impliqué inévitablement une transformation des manières de boire.

Désormais, peut-être ne consomme-t-on pas davantage d'alcool mais autrement, de façon moins collective, discontinue entre le temps des vacations sur les quais et celui des loisirs, avec un accroissement des effets nocifs, du nombre d'ivrognes de plus en plus difficilement supportés par la communauté qui ne peut plus les contenir. Tant que de rares individus mouraient, le problème de l'alcoolisme n'existait pas; il est désormais posé lorsque le groupe lui-même, dans son identité, est menacé par des excès incontrôlables : c'est ce qui va l'amener à réagir pour se préserver. Ce sera la création d'un *Comité Anti-alcoolique*, expression d'une volonté de survie collective de la communauté inventant, en ce qui la concerne, sa manière spécifique d'identifier le mal, de le nommer et d'y remédier.

Les dockers refusent d'entendre les mots alcoolisme et surtout alcoolique. Se comportant et buvant comme tout un chacun, c'est-à-dire comme leurs parents et leurs pairs, ils se considèrent, de ce point de vue, tout à fait normaux. Les malaises physiques n'étant ni éprouvés ni reconnus comme résultant de l'alcool, aucune symptomatologie alcoolique n'est identifiée ni nommée tant que la conduite ne déborde pas de manière permanente celle du groupe : n'étant pas alcooliques, ils n'ont pas à s'en guérir. De plus, les dockers savent que les médecins, les bourgeois de la ville, usent de ces mots pour les désigner, prétendant ainsi tout dire d'eux, de leur vie, souhaitant les réduire, les enfonçant plus encore dans l'exclusion. Se défendre d'être alcoolique, l'une des pires injures qui puisse leur être faite, est aussi résister socialement aux patrons, aux dirigeants, à tous ceux qui voulaient en vain les soumettre.

Les dockers abstinents qui créèrent et animèrent le Comité de 1963 à 1980 luttèrent moins contre l'alcoolisme (selon l'expression du fondateur : l'eau pour la soif, le vin, après, pour le plaisir) que contre l'excès, le mal boire, l'ivrogne désormais insupportable par sa violence contre sa famille, son incapacité à travailler, à échanger avec ses camarades. Le comité s'adressait au déviant en lui proposant de guérir de son mal en rétablissant, par son intermédiaire, des liens sociaux avec la communauté, en acceptant de vivre avec les militants. Cependant cette nouvelle alliance suppose préalablement et nécessairement que l'ivrogne se reconnaisse alcoolique : il n'entendra et ne comprendra ce diagnostic, il ne l'acceptera que lorsqu'il sera aux limites de la mort, et à la condition qu'il émane d'un pair, d'un docker abstinent parlant la même langue et partageant la même vie - c'est-à-dire tirant sa connaissance et son pouvoir thérapeutique de sa propre expérience et de sa proximité sociale, de son appartenance à la corporation.

Lorsqu'ils eurent à faire face à la menace d'une augmentation non maîtrisable d'ivrognes au sein du groupe, des dockers acceptèrent l'*alcoolisme* mais ils détournèrent le mot à leur profit : l'alcoolisme sera posé comme la conséquence d'un mauvais usage social de l'alcool nécessitant un traitement social s'opposant au soin médical individualisé et individualisant. En créant un Comité anti-alcoolique spécifique, ils offrent à leurs compagnons la possibilité de se guérir de l'alcool, c'est-à-dire de n'en plus boire, en rétablissant avec eux une relation sociale inscrite dans leur quartier, donc acceptable et légitime. Ne s'alcoolisant plus, ils seront marginaux mais, à la différence du buveur excessif solitaire, ils seront tolérés car, à leur mesure, ils agissent au bénéfice de la collectivité en neutralisant le désordre, incontrôlable sans leur action, et en ramenant à une vie sociale les alcooliques, déculpabilisés : cette pratique acceptable, car issue de leur milieu et non le fait de personnes extérieures n'y comprenant rien, facilite la rupture avec les anciennes manières de boire et rend plus facile à vivre la marginalisation de l'abstinent.

Pour autant que l'alcoolique soit un malade, les militants du Comité en sont les thérapeutes et le guérissent en le réintégrant à un sous-ensemble de la société des dockers, en lui évitant la médicalisation et l'exclusion par l'hospitalisation que de toute façon il refuserait - alors qu'eux connaissent les racines de l'alcoolisme et détiennent leur pouvoir de ce savoir, de leur égalité sociale avec les malades. L'essentiel n'était pas de prêcher l'abstinence, de prôner la consommation d'eau qui n'aurait été en rien comprise ni admise : "L'alcoolisme ça ne se voit pas, on peut être alcoolique sans le savoir, sans avoir jamais été ivre". Par contre, agir avec les gens de la communauté, davantage que faire pour eux, sauve le groupe, manifeste une volonté de vivre avec ceux qui partagent une même langue en se préservant de l'extérieur qui n'aurait pour objectif que de réduire et de détruire, de soumettre.

De l'étude menée sur les manières de boire chez les dockers[1], nous pouvons avancer quelques propositions concernant notamment la prévention. L'"alcoolisme ouvrier" s'analyse dans la compréhension de l'alternance du boire et de la parole (dans ses multiples registres), indissociables car étant les deux faces d'une même intention. Dans le *boire* se manifeste la permanence d'une revendication populaire d'accession à l'autonomie de parole. Ne pas comprendre ce que disent ces mots et ne pas entendre ce que signifient

---

1 CASTELAIN JP. *Manières de vivre, manières de boire - Alcool et sociabilité sur le port*, Paris, Imago, 1989

ces pratiques d'alcoolisation équivaut à réduire ces expressions aux mesures d'un savoir les invalidant et à faire acte de domination. D'où, notamment, l'échec des campagnes de prévention de l'alcoolisme. Tout discours de prévention extérieur au milieu est ignoré, incompris, refusé ou détourné car il fait l'impasse sur la question préalable : la fonction de l'alcoolisation, la cause sociale du boire. De la nature de la réponse dépend, le cas échéant, l'éventuelle stratégie anti-alcoolique. Encore faudra-t-il qu'elle soit compréhensible et acceptable, c'est-à-dire qu'elle vienne de la communauté elle-même et s'insère dans son expérience. Aux campagnes anti-alcooliques partagées entre fatalisme et routine, dont beaucoup reconnaissent la faible "rentabilité", peut s'opposer une politique d'action en collaboration avec des "relais" insérés dans leur milieu : sans volonté d'imposer un comportement inacceptable, il s'agirait d'évaluer des mesures intégrables aux manières de vivre, sans les dénaturer. S'il est illusoire de rêver à une société de buveurs d'eau d'où l'excès, le risque et le défi seraient bannis, il est concevable de sortir du manichéisme motivant les discours de prévention.

LA PREVENTION :
PROMOTION D'OBJET
OU APPEL A LA "FONCTION SUJET" ?

Denis COUET

1. Une certaine pratique de prévention s'inscrit massivement sous le signe de la *promotion d'objet*. L'une des dernières campagnes nationales de prévention du sida, dans laquelle le préservatif occupait le devant de la scène, a valeur emblématique à cet égard. La prévention aurait par ailleurs, et de plus en plus, un objet "naturel" : le comportement.

2. *La chasse aux comportements* est ouverte. Elle se fonde sur une "évidence" : l'origine de nombreuses maladies repose aujourd'hui dans les comportements ou les modes de vie des individus. D'où la multiplication des études visant à isoler, décrire et quantifier des unités de faits et gestes humains, puis à les mettre en relation statistique avec d'autres pour en tirer des conclusions. Car le vrai "gibier" est là, dans les relations statistiquement significatives entre un comportement et un autre. Pourquoi cela ? Parce que si le comportement A est lié au comportement B, en agissant sur A je puis espérer modifier B. Derrière toute approche centrée sur les comportements, on retrouve cette *volonté de maîtrise des conduites humaines*, même si, dans la plupart des cas, elle reste voilée derrière des atténuations méthodologiques (la taille de l'échantillon est insuffisante pour transposer les résultats à l'ensemble de la population, l'enquête a pâti de tel aspect de la conjoncture, etc.). L'emploi du préservatif, par exemple, est certes "un comportement relativement complexe", mais à force d'études, on doit parvenir à en faire le tour, et donc à le maîtriser... On reconnaît là l'inspiration de la science positive, dans

laquelle la maîtrise des phénomènes étudiés vient couronner la démarche expérimentale et la justifier.

3. Les sciences dites sociales reprennent l'essentiel de la démarche scientifique : elles visent à l'*objectivation* des phénomènes humains. En revanche, elles ne prétendent nullement à la maîtrise des phénomènes sociaux, même s'il existe en leur sein un courant "utilitariste". Tandis que la pseudo-science des comportements humains rêve secrètement d'en finir avec la marge d'incertitude (d'aucuns diront : de liberté) qui est le privilège des conduites humaines. Elle n'en finit pas de chercher le passe-partout susceptible de lui ouvrir l'ensemble des serrures comportementales. Elle est, littéralement, une *chimère*, issue du croisement monstrueux entre l'épidémiologie, la psychologie sociale et le *behaviourism* - dont Freud disait déjà en 1925 qu'il "se vante dans sa naïveté d'avoir entièrement éliminé le problème psychologique" [4].

4. La médecine ne prétend pas "éliminer le problème psychique" : elle en fait simplement l'économie. "L'Ordre médical" [2] a, depuis son origine, un objet : la *maladie*. Il le traque de nos jours avec le renfort des bio-sciences. La fameuse "relation médecin-malade" (Balint) demeure parasitaire, et le recours au psychisme comme explication causale sert à combler les lacunes de la rationalité biologique. L'efficace propre à la médecine continue de reposer imperturbablement sur cette séparation entre la maladie et le malade, séparation que les organisateurs du congrès international de San Francisco sur le sida se disposent à mettre en scène avec ostentation : un hôtel pour les scientifiques et les médecins, un hôtel pour les malades et leurs représentants...

5. La santé publique promeut un objet différent : la *santé*. Elle appelle en renfort, pour le cerner, les différentes sciences sociales, les sciences de l'environnement, l'épidémiologie... Elle vise ainsi "l'approche globale" d'un objet qui se veut lui-même plus large que la seule maladie. D'où également son recours, pour ses interventions, à une multiplicité d'acteurs, incluant les agents de l'Etat. L'efficace propre à la santé publique repose sur cette approche globale de l'objet santé par la multiplication des disciplines et des acteurs.

6. Maladie, santé, comportements : trois objets. Médecine, santé publique, "science" des comportements : une même finalité, la maîtrise. Si les deux premières ont prouvé, dans leurs champs propres, leur efficacité, celle de la dernière (qui se confond en partie avec la prévention) reste problématique. Depuis les toxicomanies les plus lourdes jusqu'aux habitudes alimentaires les plus innocentes, rien de plus difficile à faire bouger qu'un comportement humain. Les

succès en la matière sont toujours mitigés, limités, provisoires, parcellaires. Impossible de tabler jamais sur une méthode infaillible, susceptible d'être reproduite en donnant toujours les mêmes effets.

7. Il faut repartir de ces échecs. Derrière les comportements, quelque chose résiste en effet. Le concept de comportement fonctionne comme *leurre*, sa fonction première est de masquer une place - celle du *porteur* (de comportement). La médecine ignore le malade, la santé publique s'accommode de la mise entre parenthèses des populations concernées : dans les deux cas, une certaine efficacité n'en est pas moins au rendez-vous. Ce n'est plus le cas avec la prévention, du moins dans sa version comportementale. Ici, il devient impossible d'ignorer le *sujet*, sous peine de perpétuer le ratage.

8. Un courant "participatif" s'affirme depuis quelque temps dans le travail social comme en promotion de la santé [3]. Le recours aux actions "de proximité", à l'approche communautaire, à la participation des populations sont autant d'illustrations de ce nécessaire appel à ce que Francis Jeanson [5], dans sa réflexion sur la santé mentale et l'action psychiatrique, nomme la "fonction sujet". Il y a là un renversement qui sera toujours à ré-instituer : considérer les intéressés non plus comme des objets de soins, mais comme des sujets capables d'avoir prise sur leur destin. A la propagande médiatique, à l'injonction hygiéniste, substituer une *fonction d'accompagnement des demandes* émergeant dans le champ sanitaire et social. L'éducation pour la santé, notamment, doit se souvenir de l'étymologie du mot *pédagogue* : le mot désignait, dans la Grèce classique, cet esclave chargé d'*accompagner* les enfants sur le chemin de l'école, lieu clos de la maîtrise du savoir.

9. Le problème est que, posé uniquement en ces termes humanistes, la visée préventive ou éducative se heurte inévitablement à de nouvelles impasses. Nous venons d'évoquer les possibles demandes. Or, il est bien connu que "ce sont ceux qui en ont le plus besoin [d'informations, d'aide, de soins...] qui demandent le moins ou jamais rien à personne...". Comment donc faire le bien des individus malgré ou sans eux ? Et où trouver des *demandes* chez ceux qui sont *dans le besoin* ? Ici devrait s'imposer une excursion dans le champ d'une discipline qui a pour vocation, depuis sa fondation, de soutenir la question du sujet. La psychanalyse est née de la prise en compte du *symptôme* comme parole déguisée, enracinée dans une histoire, fruit d'une élaboration à plusieurs [4], et demandant tout à la fois d'être *respectée* et *entendue*, déchiffrée. Il se trouve que beaucoup des "comportements" visés par la prévention peuvent se lire comme des symptômes, au sens freudien : toxicomanies, alcoolisme,

tabagisme, habitudes alimentaires, etc. Qu'ils ont donc à être respectés et si possible entendus. Que loin de s'interdire toute intervention, il s'agit d'inventer les instruments *ad hoc* pour promouvoir, au cas par cas, la *fonction sujet*. La tâche de l'action éducative ou préventive en santé publique est de créer les micro-climats propices à l'abandon des symptômes par les sujets qui en sont porteurs. Ce n'est pas une tâche nouvelle : elle a ses lettres de noblesse en psychiatrie par exemple.

Un dernier mot sur la psychanalyse. Rebelle à l'enrôlement au service de causes qui lui sont étrangères (la santé, le bien-être, le bonheur...), elle ne l'est pas à l'interlocution avec les autres disciplines. Comme le prouvent le colloque de 1987 sur *Le Père*, organisé conjointement par la MIRE et le CNRS [6], ou l'ouvrage de Michèle Bertrand et Bernard Doray [1].

Bibliographie :

1. BERTRAND M, DORAY B. *Psychanalyse et sciences sociales*, La Découverte, 1989
2. CLAVREUL J. *L'ordre médical*, Seuil, 1978
3. DANZON M. Modes de vie et éducation pour la Santé, *Après-Demain*, 1990, n° 320-321, 42-44
4. ISRAEL L. *Boiter n'est pas pécher*, Denoël, 1989, p. 32 et 52
5. JEANSON P. *La psychiatrie au tournant*, Seuil, 1987, 174-189
6. COLLECTIF. *Le Père*, Denoël, 1989

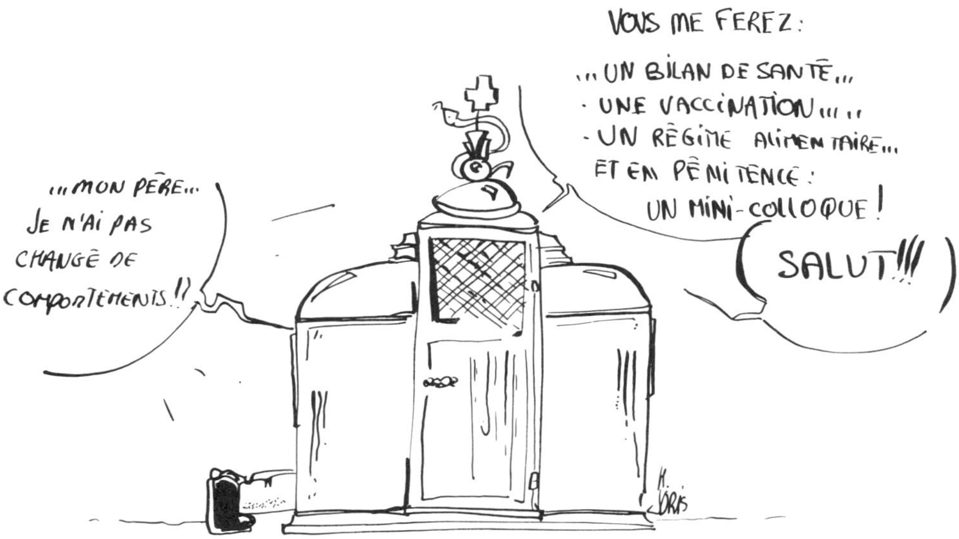
...MON PÈRE... JE N'AI PAS CHANGÉ DE COMPORTEMENTS !!
VOUS ME FEREZ :
... UN BILAN DE SANTÉ...
· UNE VACCINATION.....
· UN RÉGIME ALIMENTAIRE...
ET EN PÉNITENCE : UN MINI-COLLOQUE !
SALUT !!!
H. JORIS

SYNTHESE ET CONCLUSION

QUESTIONS ET ORIENTATIONS POUR LA RECHERCHE

Pierre AIACH, Jean-Pierre DESCHAMPS, Norbert BON

Comportements et santé, questions pour la prévention, mais aussi questions pour la recherche car, à l'évidence, le terrain est à peine défriché. Il s'agissait donc de faire, en quelque sorte, l'état des lieux, le constat de ce qui se fait, en France et dans d'autres pays, sur le thème des comportements en matière de prévention. Mais au-delà l'objectif est de parvenir au choix raisonné et à la proposition de thèmes de recherche pertinents en fonction de critères d'intérêts scientifiques et sociaux, compte tenu des possibilités existantes en terme de moyens et capacités de recherche.

On peut évidemment difficilement faire de telles propositions sans avoir une connaissance précise des résultats des travaux entrepris et sans avoir identifié les questions peu ou pas abordées.

Par ailleurs, on ne peut se contenter de faire un constat de carence en déplorant le manque de recherches (et de préoccupations) en France dans ce domaine sans essayer de comprendre les raisons de cet état : spécificité ou non de ce "manque" par rapport à d'autres sujets, faiblesse des moyens de recherche dans les sciences humaines et sociales, cloisonnement des disciplines et des laboratoires de recherche (effets institutionnels, manque de curiosité lié au contenu de l'enseignement, statut des sciences sociales et humaines dans les laboratoires et dans les recherches effectives...).

Quelles sont donc les questions qui semblent pertinentes face à l'objet considéré, le comportement de prévention, et que nous avons essayé d'examiner sous différents aspects ?

S'agissant de comportements ou de pratiques sociales intégrant l'idée de prévention ou au contraire faisant courir un risque potentiel accru pour la santé de l'individu (soi et les autres), il est évident que l'intérêt scientifique et l'enjeu social qui sous-tendent la recherche sur cette question dépendent de la connaissance que l'on a des effets nocifs ou bénéfiques de tel ou tel comportement ou pratique sociale (ces termes ne sont pas équivalents ; il n'est pas sûr que l'un soit meilleur que l'autre pour ce qui nous intéresse. Nous pencherions pour celui de comportement lorsqu'il s'agit de parler d'actions précises dans ce qui constitue leur forme et leur nature. La pratique s'appliquerait davantage à l'ensemble des actions et des comportements).

C'est pourquoi nous devons insister sur ce qui peut constituer le fondement scientifique des relations pouvant exister entre tel ou tel facteur de risque et le risque en question ou entre une action ou une pratique donnée et l'effet supposé bénéfique qui en découlerait.

Il faut également insister sur les pratiques professionnelles des personnes concernées, en particulier des médecins et sur les pratiques institutionnelles (de dépistage par exemple). L'approche sociale et culturelle des comportements de prévention est sans doute très insuffisamment développée. Plusieurs points doivent être abordés :

- la relation entre un comportement dit de prévention - en gros, recours à des services spécialisés et pratiques de prévention concernant l'alimentation et l'usage de boissons alcoolisées, le tabagisme et l'activité physique - et le milieu social et culturel dans lequel il s'inscrit; il faudrait, en fait, partir des pratiques sociales de classes pour comprendre comment les comportements de prévention sont déjà inscrits ou non dans des conduites sociales qui n'ont rien à voir avec la prévention : par exemple, la pratique socialement différenciée du sport qui peut intégrer un objectif de prévention -plus ou moins voulu- et cela, d'autant plus facilement et "naturellement", que la pratique sportive existe déjà et que les conditions pratiques, psychologiques et culturelles sont réunies pour effectuer cette intégration ;
- la différenciation introduite par des éléments en rapport avec la classe sociale (c'est le facteur le plus important dans les recherches) invite à une approche qui se situerait sur deux plans : celui de l'analyse de ce qui constitue le milieu social (classes, ethnies, communautés nationales ou religieuses...), celui des situations sociales et psychologiques spécifiques à l'intérieur d'un milieu social donné ;
- ce qu'on peut aussi retenir et qui peut servir à orienter des recherches éventuelles, c'est que l'aspect pluridimensionnel s'explique aussi par le côté très hétérogène des divers comportements

de prévention étudiés ; ce qui se joue par exemple dans l'arrêt du tabac n'a rien à voir avec ce qui se joue dans l'arrêt des boissons alcoolisées; aller passer une mammographie n'a pas non plus grand chose à voir avec la pratique du jogging ou l'adoption d'un régime basses calories, etc.

Chaque acte, comportement, pratique, conduite, attitude concernant tel type de prévention s'inscrit dans une logique propre et c'est par rapport à cette logique -qu'il convient d'analyser- qu'il faut comprendre comment des facteurs sociaux, culturels, psychologiques et événementiels jouent leur rôle dans une interdépendance qui complexifie les effets produits et dont on essaie d'appréhender une forme d'expression à un moment donné dans le cadre d'une observation.

Il faut encore revenir sur les inégalités sociales de santé dans leur rapport avec la prévention. La prévention, et ses effets réels ou supposés, sont-ils également répartis dans la population ? Les différences observées sont-elles liées aux seuls écarts éventuels notés dans les comportements de prévention et à leur adéquation par rapport à la "norme" admise ? Ou bien les effets de ces comportements sont-ils d'autant plus forts qu'ils touchent une catégorie située plus bas dans la hiérarchie socio-professionnelle ?

Beaucoup de ces questions renvoient finalement à l'éthique de la prévention, à la légitimité des actions de prévention et des méthodes qu'elles utilisent, autre champ de recherches encore très insuffisamment exploré.

Sur la base de ces considérations et en fonction des échanges qui ont eu lieu durant le colloque, on peut tenter une **classification de propositions de recherche**.

I. GENERALITES - ASPECTS METHODOLOGIQUES

De façon générale, la recherche en prévention, et en particulier la recherche portant sur les comportements, est peu développée. Ce sous-développement tient à la fois à un manque de volonté et de moyens, mais aussi à une absence de structures de recherches adéquates. Une telle recherche supposerait des programmes coopératifs, réunissant des chercheurs en sciences sociales, en médecine et en santé publique. Les structures scientifiques consultatives de l'INSERM ont rarement envisagé la possibilité de l'entreprendre, du fait de son caractère peu traditionnel alors qu'elle serait pourtant nécessaire.

Le potentiel de chercheurs en sciences sociales est actuellement insuffisant, et cette insuffisance apparaît nettement ici. Au delà du nombre de chercheurs se pose aussi le problème de la nature de la coopération entre eux et les chercheurs en médecine et en santé publique. Les chercheurs en sciences sociales ont souvent l'impression de n'intervenir que pour répondre à des demandes de conseils de la part des médecins qui, à l'évidence, auraient à apprendre à travailler avec eux.

La recherche sur la prévention demande également une clarification des relations entre chercheurs et acteurs de terrain. Celles-ci ne sont ni faciles ni dénuées d'ambiguïté. Les intervenants de terrain sont demandeurs de recherche, car ils ont bien conscience des limites et des impasses de leur action, et du manque de support scientifique de bon nombre de pratiques. Ils sont aussi désireux d'y participer et ce désir pose le problème, jamais totalement clarifié, de la recherche-action, de son essence et de ses modalités.

La recherche en prévention souffre aussi du fossé entre chercheurs et politiques. La décision de mise en oeuvre de programmes de prévention appartient à des politiques locaux, départementaux, à des administrateurs d'organismes d'assurance-maladie et de mutualité. Il est clair que les décisions s'appuient plus sur des considérations d'ordre économique, ou de visibilité médiatique, que sur les résultats de recherches scientifiques. Est posé ainsi le problème de la valorisation sociale des recherches en prévention, mais aussi celui du caractère et des déterminants des décisions en santé publique et en prévention... comme problématique de recherche.

Indépendamment des problèmes liés aux hommes et aux structures, la recherche en prévention souffre d'un manque de clarification des concepts et de précision des termes utilisés.

Il n'existe pas de définition consensuellement admise de la prévention. La prévention, les préventions... Les mots n'ont pas la même signification pour tous : pratiques, conduites, comportements de santé, comportements de prévention... autant de notions qui nécessiteraient d'être mieux définies, et dont la définition pourrait même constituer un objet de recherche. Cette difficulté de définition correspond bien à la dimension idéologique des concepts de santé et de santé publique.

II. DESCRIPTION DES PRATIQUES DE PREVENTION DES POPULATIONS ET DES ACTEURS DE SANTE

Quelles sont les attitudes et les pratiques de prévention dans la vie quotidienne ? Comment sont-elles réparties dans les groupes sociaux ? Comment les inégalités sociales s'inscrivent-elles en termes de comportements de prévention ?

Quelles sont les attitudes et les comportements à l'égard des risques connus ? Qui sont les "risquophobes" et les "risquophiles", puisqu'il faut bien constater que la plupart d'entre nous - mais peut-être certains plus que d'autres - persistent dans des pratiques ou des manières de vivre que la prévention leur désigne comme néfastes ? Résistance au changement, négligence, masochisme... n'y a-t-il pas au-delà de qualificatifs techniques ou moraux à étudier la relativité de la santé comme valeur ? Quel degré d'autonomie les personnes manifestent-elles par rapport aux pratiques de santé conseillées ? En quoi cette autonomie constitue-t-elle un facteur favorable ou défavorable ?

Le degré d'appropriation de la santé par les personnes ou les groupes, habituellement considéré comme un des éléments de la "bonne santé", est-il associé avec une plus grande conformité, ou au contraire, une plus grande indépendance, à l'égard des conseils de la médecine ? A-t-on même vraiment étudié l'observance des conseils de prévention donnés par les médecins, sa signification, ses déterminants ?

Et les médecins justement ? Quelles sont leurs pratiques en matière de prévention ? Celles-ci sont-elles influencées par leur formation, leur type d'exercice ?

Quelles sont les pratiques de prévention des institutions ? Pourquoi les institutions -caisses d'assurance maladie, mutuelles...- font-elles de la prévention ? Avec quels objectifs, quelles arrière-pensées, en fonction de quels choix ? Comment la sécurité sociale favorise-t-elle (ou entrave-t-elle ?) la prévention ? Dans quelle stratégie s'inscrit la création d'un Fonds National de Prévention ? Et l'Etat ? Pourquoi manifeste-t-il tant de contradictions entre les incantations à la gloire de la prévention formulées par tous les ministres de la santé à leur arrivée au pouvoir, et le désintérêt effectif manifesté par la suite, si l'on excepte quelques actions à forte implication médiatique ?

Contradictions et incohérences ne sont pas, tant s'en faut, le seul fait de l'Etat. La prévention est en elle-même un terrain de contradictions et il n'est pas aisé d'y trouver de la cohérence; contradiction entre messages de prévention et pression économique, entre volonté d'orienter des changements individuels et prégnance des structures sociales, entre intérêt individuel et intérêt collectif, entre devoir et plaisir... La prévention, comme champ de contradiction, constitue une vaste problématique de recherche.

Et enfin, parmi les pratiques de prévention, quelle est la place actuelle des pratiques communautaires ? Quelles sont les conditions de leur émergence, de leur efficacité ? Quelle est l'articulation effective et souhaitable entre la prévention "au ras du terrain", les actions de proximité d'une part, et les actions "de masse" d'autre part ?

III. ANTHROPOLOGIE ET PREVENTION

L'apport des anthropologues a été déterminant lors du colloque. Il existe, dans le domaine anthropologique, un vaste champ de recherche encore peu exploré. D'un point de vue ethnologique, on manque de données sur la prévention dans les pratiques quotidiennes, sur les différences et les convergences d'une société à l'autre. Plus globalement, il vaut mieux explorer la signification symbolique des pratiques populaires de prévention, mais aussi celle, tout aussi prégnante et moins évidente, des pratiques scientifiques. Les relations entre symbolique et rationalité dans le domaine de la santé et de la prévention constituent une vaste thématique de recherche.

IV. LES NORMES ET LA PREVENTION

Les pratiques de prévention, pour la plupart, reposent sur des normes explicites ou -plus souvent- implicites. Normes sociales ; normes édictées, ou modifiées, par les spécialistes ; normes établies aujourd'hui sur des bases scientifiques, épidémiologiques essentiellement, ou consensuelles (panels d'experts, conférences de consensus)... Derrière la formulation, ou la non-formulation, des normes, se pose le problème de la légitimation du savoir, de la légitimité des savoirs profanes et des savoirs professionnels.

Le manque de recherches sur l'aspect normatif de la prévention est évident. Il contraste avec l'importance que la prévention donne aujourd'hui à l'observance de normes (le taux de cholestérol, les conditions d'un dépistage...).

V. L'APPROCHE ECONOMIQUE DE LA PREVENTION

On a déjà mentionné les pressions économiques qui s'exercent en faveur ou en défaveur de la prévention, et l'influence que ces pressions peuvent avoir sur les comportements. Malgré l'importance évidente du phénomène (ou à cause d'elle), peu d'études sont consacrées à l'influence de la publicité sur les comportements de santé ou à la façon dont la publicité commerciale et les messages de prévention sont perçus et intériorisés, à travers leurs différences, leurs oppositions ou leur complémentarité, par la population.

Un autre aspect économique de la prévention, peu exploré, repose sur idée très répandue : la prévention devrait faire faire des économies de santé. Il sera important d'argumenter, dans un sens et dans l'autre, cette affirmation d'une banale vraisemblance, et peut-être d'une redoutable perversité pour la prévention, bien que dénuée de fondement théorique et pratique.

VI. ETHIQUE ET PREVENTION

Les différents auteurs ont largement insisté sur le fait que la prévention, comme les soins curatifs, peut être iatrogène. Mais cette iatrogénèse possible mériterait plus de considération de la part des chercheurs, et plutôt une approche scientifique que des discussions passionnées.

Si certains comportements de santé scellent une identité sociale ou culturelle, quelles peuvent être les conséquences d'actions de prévention qui iraient à leur encontre ? C'est bien toute la légitimité de la prévention, et de l'éducation pour la santé, qui est mise en question et qu'il convient d'analyser.

Changer des comportements ? De quel droit ? Sur quelles bases scientifiques assurant qu'à terme les résultats, en matière de santé, apporteront une amélioration par rapport à la situation initiale ? Quels sont les effets de l'idéologie du "blâme de la victime" que contiennent, plus ou moins implicitement, bien des messages de prévention ? Pourquoi s'adresse-t-on plutôt aux individus qu'à la collectivité dans son ensemble, à travers, par exemple, la mise en place de mesures législatives ?

Les actions de dépistage doivent être soumises à une analyse évaluative serrée dont l'enjeu est d'ordre éthique, notamment en cas d'incertitude. Est-on sûr de faire plus de bien que de mal en donnant à des bien-portants un statut de malades ? A-t-on mesuré la iatrogénèse créée chez les inévitables "faux-positifs" de toute action de dépistage ?

Alors que se développe le thème de la "médecine prédictive", s'appuyant sur les progrès techniques en biologie moléculaire, mesure-t-on le risque d'abus dans la détection des anomalies et les mesures de sélection qu'elle autoriserait ?

VII. EVALUATION SCIENTIFIQUE DE LA PREVENTION

De nombreuses questions formulées ci-dessus posent le problème de l'évaluation de la prévention. Elles le posent plus en termes d'évaluation de procédures qu'en termes d'évaluation de résultats. Et sans doute la priorité est-elle bien là. Autant il restera toujours difficile d'évaluer, dans les conditions réelles et "en population", les résultats des programmes de prévention, autant l'analyse critique des procédures, la réflexion éthique, l'approche économique constituent des thématiques de recherche abordables et d'une urgente nécessité.

Comportements et santé, questions pour la prévention, mais surtout questions pour la recherche et l'évaluation.

Cet ouvrage a été conçu à la suite des journées qui se sont déroulées les 25, 26 et 27 juin 1990 au Centre de Médecine Préventive de Vandoeuvre-lès-Nancy dans la série des mini-colloques de l'INSERM : "*Des sciences humaines et sociales à la politique de santé*", sous la direction de Jean-Pierre Deschamps et Pierre Aïach. Cette réunion a rassemblé une centaine de chercheurs et de praticiens de la santé (médecins, biologistes, épidémiologistes, économistes, sociologues, psychologues, psychanalystes, historiens, anthropologues), sans omettre le Bataclown qui a "clownanalysé" les débats de façon incisive et humoristique.

Le colloque a été préparé et animé par un comité composé de Pierre Aïach, Norbert Bon, Françoise Bouchayer, Dominique Cebe, Judith Chwalow, Jean-Pierre Deschamps, Jean-Pierre Dozon, Christiane Dressen, Sylvie Fainzang, René Gueguen, Alphonse d'Houtaud, Alain Jourdain, Arié Mizrahi, Patrice Muller, Geneviève Paicheler. E. Alfred Sand et Albert Hirsch ont également contribué à son animation.

L'organisation matérielle en a été assurée par Viviane Chatourel, de même que la préparation des textes, leur composition et la coordination de l'ensemble du travail. Sa collaboration a été déterminante pour la tenue du colloque et la réalisation de ce livre; les auteurs lui expriment leur chaleureuse gratitude.

Les auteurs remercient :

- l'Institut National de la Santé et de la Recherche Médicale (INSERM) dans le cadre et avec le financement duquel s'est tenu le colloque,

- le Centre de Médecine Préventive de Vandoeuvre-lès-Nancy qui, en fonction de sa vocation de recherche et de réflexion sur la prévention et la santé, a accueilli le colloque, et dont les équipes ont contribué à l'ensemble de l'organisation et de la réalisation,

- le Comité français d'Education pour la Santé (CFES) et le Centre de Recherches, d'Etudes et de Documentation en Economie de la Santé (CREDES),

- les instances qui ont participé au financement : Conseil Général de Meurthe-et-Moselle, District de l'Agglomération nancéienne, Ville de Vandoeuvre, Université de Nancy I,

- le Docteur Gérard Bréart, Directeur de l'Unité INSERM 149

- Anne-Marie Wittmann, Administrateur délégué régional de l'INSERM

- le dessinateur PIEM, qui a aimablement illustré la couverture

- Hervé Joris qui a "croqué" le colloque

- Christian Mangeolle pour son assistance technique.

achevé d'imprimer
sur les presses de graphic-expansion s.a.
54000 nancy, en décembre 1991
d'après documents fournis

d.l. n° 2537 - 4e trim. 1991